d

Als das Hamburger Frauenmagazin EMOTION für seine Leserinnen (und Leser) mit der Bitte »Erzählen Sie von Ihrer schönsten Krise« 2010 einen Schreibwettbewerb veranstaltete, war das Echo überwältigend. Über 700 Einsendungen trafen ein. Schweren Herzens musste die Jury, der unter anderem Bestseller-Autorin Dora Heldt und EMOTION-Kolumnistin Evelyn Holst angehörten, für das vorliegende Buch eine Auswahl treffen. 20 der eingesandten Beiträge sind hier versammelt. Dazu gehören auch die Erzählungen der drei Preisträgerinnen des Schreibwettbewerbs, Angelika von Aufseß, Michaela Krause und Tania Tunk.

Parallel zu dem Wettbewerb hatte die Redaktion auch Prominente gebeten, von ihrer schönsten Krise zu erzählen. Diese Beiträge wurden in der Zeitschrift publiziert, und einige wurden ebenfalls in das Buch aufgenommen. Von ihrer schönsten Krise erzählen Nadine Angerer, Torhüterin der deutschen Nationalmannschaft der Frauen, Friedrich Ani, Schriftsteller und Bestseller-Autor, Ina Müller, Sängerin und Fernsehmoderatorin, Ulrich Tukur, Schauspieler (und ebenfalls Musiker) sowie Konstantin Wecker, Dichter und Sänger.

»MEINE SCHÖNSTE KRISE«

Leserinnen und Prominente erzählen

Herausgegeben von **emotion**

Deutscher Taschenbuch Verlag

Der Verlag dankt allen Autorinnen und Autoren
für die freundliche Genehmigung, ihren Beitrag
in das vorliegende Buch aufzunehmen.

**Ausführliche Informationen
über unsere Autoren und Bücher
finden Sie auf unserer Website
www.dtv.de**

MIX
Papier aus verantwortungsvollen Quellen
FSC® C019821

Originalausgabe 2012
Deutscher Taschenbuch Verlag GmbH & Co. KG, München

Lizenzausgabe mit freundlicher Genehmigung der
EMOTION Verlag GmbH

Umschlagkonzept: Balk & Brumshagen
Umschlagfoto: plainpicture/Millennium
Satz: Greiner & Reichel, Köln
Druck und Bindung: Druckerei C.H. Beck, Nördlingen
Gedruckt auf säurefreiem, chlorfrei gebleichtem Papier
Printed in Germany · ISBN 978-3-423-34723-5

Inhalt

Prominente

LESERINNEN

Angelika von Aufseß

Schneckenland

Es kam aus heiterem Himmel. Die Großveranstaltung mit sieben Moderatorinnen, ambitionierter Zielsetzung und ausgefeiltem Rotationsplan, mit Kleingruppen, Großgruppen und vielen Präsentationen ist erfolgreich abgeschlossen. Ein neues Projekt hat begonnen, ein weiteres ist in Planung. Ich habe die Familienphase hinter mir, ein stabiles Zuhause und meinen Job im Griff.

Alles im Lot bis zu dem Sonntag im April, der so entspannt ist, wie Sonntage es sein sollen: langer Spaziergang mit dem Liebsten, Kaffeeklatsch mit der besten Freundin und abends Kochen mit dem Sohn. Kurz vor dem »Tatort« will ich noch eben Blumen gießen, als plötzlich der Schwindel beginnt. Wenn das Gleichgewicht, das sogenannte Vestibularsystem, zusammenbricht, möchte der dazugehörige Mensch nichts anderes als sterben. Der Blick entgleist, die Augen finden nirgends Halt. Beim Aufstehen verlassen Stühle und Tische, Blumen und Bilder, das Fenster, die Bücher ihre Plätze, sie drehen nach rechts, immer nach rechts. Auch bei geschlossenen Augen kreisen sie. Eine Woge von Übelkeit rollt an, dann bricht es heraus, im Rhythmus von Wehen. Schwall und Pause, Schwall und Pause. In diesem Moment hätte ich lieber mein Leben ausgehaucht als weiter das Wandern der Wände zu verfolgen. Lieber sterben als den Wellen ausgeliefert sein wie ein Schlauchboot auf hoher See!

Erst Infusionen im Krankenhaus erlösen von dem Übel. Schlafen statt Sterben. Aufwachen und überlebt haben, wenn auch noch immer ohne stabilen Halt. Die gute Nachricht: Mein Gehör ist intakt, es ist nur das Innenohr, das Organ in Form einer Schnecke, das dem Gehirn verwirrende Botschaften sendet, wenn es nicht mehr funktioniert.

Nach einer Woche in der Klinik bin ich wieder zu Hause. Ich kann mich auf den Beinen halten, leicht schwankend. Bei jeder Kopfbewegung dreht die Welt sich mit. Schnelle Drehungen verboten! Ich fühle mich wie eine Außerirdische, der vom flinken Treiben der Erdlinge schwindlig wird. Der Klinikarzt hat mir einen Übungszettel mitgegeben. Kleine Zeichnungen demonstrieren, wie der Blick dem Finger folgen soll, nach rechts, nach links, nach oben, nach unten. Den Oberkörper vorsichtig heben und senken, erst im Sitzen, dann im Stehen.

Er erklärt mir: »Wenn man einen Daumen verliert, müssen die anderen neun Finger den Verlust ausgleichen, wenn ein Fußballspieler die rote Karte bekommt, muss die Mannschaft die Lücke schließen, verstehen Sie?«, und singt Lobeshymnen über die Kompensationsfähigkeit des menschlichen Körpers im Allgemeinen und des Gehirns im Besonderen. Seine Begeisterung springt nicht auf mich über. Die Freuden des Kompensierens erfahre ich dafür in den folgenden Wochen und Monaten: Training, Disziplin, Rückschlag, Entmutigung, dann wieder Fortschritte und die schmerzliche Erkenntnis: Es dauert so lange, wie es dauert. Für jemanden, der gerne am Gras zieht, damit es schneller wächst, eine harte Nuss. Niemand weiß mit Sicherheit zu sagen, warum ein Gleichgewicht sich verabschiedet, wie lange die Regeneration dauert, und hinter welcher Ecke der nächste Ausfall lauert. Jede Diagnose ist so glaubwürdig wie ihr Gegenteil.

»Sie brauchen viel frische Luft und ausgewogene Ernährung. Sie müssen einen Gang runterschalten, sich eine Auszeit gönnen. Ihr Akku ist leer!«, sagt die Hausärztin, die mich lange kennt und mir empfiehlt, die Sache nicht auf die leichte Schulter zu nehmen. Als ob jemals etwas leicht auf meiner Schulter gelegen hätte. Zögerlich sage ich meine Termine für die nächsten Wochen ab, schalte den Anrufbeantworter ein und ziehe mit Vorräten, Büchern und Schreibheften ins rote Holzhaus auf dem Land, ins Schneckenland.

Die Frühlingssonne lockt alles, was lebt, aus der Tiefe ans Licht. Die Totenstarre auf den Beeten ist vorbei. Zwischen den matschig-braunen Pflanzenleichen der Herbstsaison schieben sich die Frühjahrs- und Sommermodelle aus der Erde. Noch dominieren Grüntöne. Dazwischen umso anrührender die Frühlingsfarben, die lang ersehnten.

In Decken gehüllt sitze ich auf einem Holzstuhl und betrachte meine neue Umgebung. Vor mir kräftige Tulpen in Rot und Gelb, daneben kugelige Buchsbäume in small, medium, large, noch zerzaust und verstrubbelt vom Winter, weiter oben im Garten die Kissen aus Narzissen mit weißen Blüten unter frischem Birkengrün. Im Beet rechts von mir thront eine Gruppe graziler Tulpen. Wie höhere Töchter sehen sie aus, elegant, cremefarben, mit langen Hälsen und zarten Kronen. Vorsichtig lehne ich meinen Kopf an die Stuhllehne und schließe die Augen. Ich sinne über Standesunterschiede bei Tulpen nach. Ob sie miteinander sprechen? Haben Tulpen Dialekte? Singen sie?

Ich höre niemanden singen oder sprechen und doch ist es laut auf dem Land. Kühe warten blökend darauf, gemolken zu werden, irgendwo im Dorf bellt ein Hund. Vogelgetöse. Ein dicker Brummer weckt Erinnerungen an vergangene Sommer.

Plötzlich der Gedanke: und dieser Sommer? Ein Schatten legt sich über den Garten. Wie eine schwarze Wolke schiebt sich die Angst vor die Sonne. Mit dem Schatten kommt die Wut: Warum ich? Warum jetzt? Warum geht das nicht schneller vorbei? Ich hadere und hebe meine Faust gegen Unbekannt: so ein Dreckssalat, was habt ihr euch eigentlich dabei gedacht, mhm? Jetzt muss nur noch einer vorbeikommen und mir das Märchen von Krise und Chance erzählen. Dann hakt es. Es hakt! Ist das klar?!

Kein Echo. Ich bin allein vor meinem roten Haus, herausgekreiselt aus dem Takt der anderen. Dem Takt der Menschen, die ihren Blick schweifen lassen, ohne zu taumeln, deren Füße festen Grund finden. Die wie gewohnt ihre großen und kleinen Räder drehen, wichtige Dinge tun, beschäftigt sind, fleißig, nützlich, die nicht schwanken wie ein Halm im Wind. Doch dann ist der Augenblick wieder zurück. Der Augenblick, in dem die Fliege auf meinem Knie sitzt, die Spinne an ihrem eigenen Faden zum Fenstersims hochkrabbelt und der Abendwind die Birkenzweige zum Tanz bittet. Wenn ich den Kopf still halte und nur mit dem Blick den Spinnenbewegungen folge, wirkt die Welt heil und verlässlich. So langsam und lange im Verweilen. Der Takt von Kindertagen.

Wann hatte ich zuletzt die Gelegenheit, eine Schnecke bei ihrem Treiben zu beobachten? Von meinem Gartenstuhl aus sehe ich ihr zu, wie sie mit ihren Hörnern Signale aus der Umgebung aufnimmt. Sie hält sie wie Antennen in die Luft und empfängt ihre mir nicht zugänglichen Botschaften. Bei Widerstand zieht sie die Antennen ein und fährt sie erst dann wieder aus, wenn die Gefahr vorbei ist. Ich sehe die Schleimspur, die sie hinterlässt, und staune, wie behände sie mit ihrem gedrechselten Haus ihren Weg zurücklegt. Fast hätte sie ihr Ziel erreicht: saftiges, hauchzartes Grün mit Basilikumgeschmack. Für diese willkommene Abwechslung zu Giersch und Löwenzahn ist ihr kein Haus zu schwer, kein Weg zu weit. Aber die Vorsehung meint es nicht gut mit ihr. Ich stampfe neben ihr mit dem Fuß auf die Erde. Zack, ist sie in ihrem Haus verschwunden. Eingesargt in ihr Haus ohne Fenster. Eng, dunkel und einsam, aber geschützt. Nichts dringt herein, nichts dringt heraus. Ist sie zu beneiden oder zu bedauern? Verflucht sie manchmal die Last aus Kalk? Möchte sie lieber leicht und frei den Garten durchschnecken?

Jetzt aber ist sie mir ausgeliefert und muss ohnmächtig die Zwangsumsiedlung in die Hecke hinnehmen. Erst nach mehreren Minuten schiebt sie ihre Antennen aus dem Gehäuse und erkundet ihr neues Umfeld. Kein Basilikum mehr, nur ein Haufen alter Blätter. Sie wird sich damit arrangieren müssen.

Was wird sein, wenn mein Schneckenleben fortdauert? Wenn ich den Takt der Schalenweichtiere übernommen und die unendliche Langsamkeit des Seins entdeckt habe? Werde ich dann im Gleichgewicht sein? Und wie, frage ich mich, soll das Schneckentempo zu meinem bisherigen Leben passen? In meinem Kopf beginnt es erneut zu kreiseln: Meetings, Deadlines, Briefings, Re-Briefings, Telefonkonferenzen, Events, Workshops, Trainings. Ich denke an Abflugs- und Ankunftszeiten, an das Überqueren vierspuriger Straßen, flimmernde Leinwände, rasche Kopfbewegungen, und plötzlich höre ich ein dumpfes Gegurgel aus der Hecke zu mir aufsteigen. Es ist das Hohngelächter der Helix pomatia, der gewöhnlichen Weinbergschnecke: Kannste vergessen, da willste gar nicht mehr hin! Gleichmütig zieht sie ihre Bahn durch das alte Laub, als wäre die Sache mit dem Basilikum für sie abgehakt; beendet, finito, gegessen. Ich wickle mich tiefer in meine Decken und sehe fröstelnd der Sonne zu, wie sie hinter den Birken verschwindet, ehe ich mich in mein Haus zurückziehe.

So vergehen die Tage und werden länger, während meine neun Finger und zehn Fußballspieler sich abmühen, die Lücke zu füllen und den Verlust weniger spürbar zu machen. Mit offenen Augen kann ich inzwischen auf einem Bein stehen. Mein Rekord: dreieinhalb Minuten. Sind die Augen zu, kippe ich. Spaziergänge tun mir gut, vor allem mit Stöcken. Gartenarbeit tut gut, wenn auch in Maßen.

Das Gleichgewicht wächst mit seinen Aufgaben, denke ich, und steige zum Weidenschnitt auf die Leiter. Klettere hoch, klettere runter. Nehme die Schere in die Hand, erklimme wieder Sprosse um Sprosse, ruhe aus, setze jeden Schnitt bewusst, halte inne, betrachte mein Werk und kehre schweißgebadet, aber stolz zum Liegestuhl zurück. Die Zweige räume ich morgen weg.

Erstaunlich, wie der verlangsamte Takt Seiten in mir öffnet, von denen ich gar nicht wusste, dass ich sie habe. So beobachte ich die Schnecken und die Fliegen und die Wolken. Ich lausche dem Trommeln der Regentropfen auf dem Vordach, dem Quaken der Frösche in der Nacht. Ich lese viel, und ich tue, wozu mein Leben mir bisher selten Raum gegeben hat: Ich schreibe. Ich verlangsame das Kreiseln der Welt im Schreiben.

Ein Gedicht über die tanzende Schnecke im Salat, ein Dialog mit der strengen Großmutter, der toten Tante, dem rebellischen Kind. Gelegentlich eine kleine Geschichte über alte Geschichten, ein Brief, den ich nie versenden werde, ein Lügenmärchen, ein Text ohne Regeln, Betrachtungen über das Kanariengelb der Forsythie im Garten, Traumtagebuch, richtig schlimmer Kitsch, in dem die Prinzessin wunderschön und der Frosch sehr eklig ist, Haikus, Beobachtung einer lahmen Hummel oder einfach nur Weltschmerz auf Papier ergossen, ohne Peinlichkeitsgefühle, liest ja keiner! So fasziniert bin ich von den Möglichkeiten, mit Worten etwas zu erschaffen, was vorher nicht da war, dass mein Blick immer seltener zu den Stabilen und Tüchtigen abwandert.

Stattdessen lässt er sich fallen auf türkisfarbene Buchstaben und gräulich-gelbes Recyclingpapier, ohne Linien oder Kästchen. Der Blick findet seinen Rhythmus im Wechsel von Weite zu Nähe, von den Birkenwipfeln zu den Welten in meinem Inneren, die sich mit schneckenartiger Geschwindigkeit auf dem Papier ausbreiten und Spuren hinterlassen. Immer leichter gelingt der Blickwechsel, immer häufiger bleiben die Dinge an ihrem Platz, auch wenn der Kopf sich dreht. Immer häufiger verlasse ich das rote Haus, vergrößere den Radius, drehe Kreise in Maßen und krieche nur dann zurück, wenn die Welt mir zu sehr auf die Hörner geht.

Niemand taumelt gerne. Doch mit der Zeit gewinne ich meine Krise lieb: ohne Taumeln kein Aussteigen. Ohne Aussteigen kein Schneckenland. Ohne Schneckenland kein Verweilen, keine Verortung, keine Veränderung. Eben flüstert sie mir etwas zu, warten Sie, das kann einen Moment dauern. Ah, meine Helix möchte Ihnen gerne eine persönliche Botschaft übermitteln, die große Bedeutung haben wird für Ihr Leben. Machen Sie es sich bequem, legen Sie Telefon und Laptop zur Seite, halten Sie Papier und Stift bereit! Schließen Sie die Augen, atmen Sie und warten Sie! Blicken Sie in die Wolken! Nehmen Sie Witterung auf, lauschen Sie! Gleich geht es los. Gleich.

Astrid Bein

Loslassen

Das Telefon klingelt. Müde von der Arbeit nehme ich an diesem Abend nur widerwillig den Anruf an: »Ihre Tochter hat sich heute in die psychiatrische Klinik einweisen lassen. Stationär.« Es ist die Schulleiterin meiner Tochter Jane. Die Worte hallen mir in den Ohren. Sie werden leiser. Das Pfeifen in meinen Ohren wird lauter. Es ist schließlich wie eine Explosion in meinem Kopf und breitet sich über den ganzen Körper aus. Es tut weh. Aber es dauert eine Weile, bis die Worte in das Bewusstsein vordringen. Die Schulleiterin versucht mir schonend beizubringen, dass Jane nicht angerufen werden will. Dass sie zuerst in der Notaufnahme behandelt wurde, weil sie sich selbst schwer verletzt hatte, … und dass sie jetzt von Psychologen behandelt wird … dass sie sich selbst melden wird, wenn sie mit uns reden möchte.

Tage der Ungewissheit folgten. Ich erlebte sie wie in Trance. Stoisch verrichtete ich das Alltägliche. Nur das Notwendigste. Mit niemandem, außer meinem Mann, redete ich darüber. Irgendwann konnte ich nicht mehr weinen. Manchmal haben wir uns einfach nur festgehalten. Wir saßen im dunklen Wohnzimmer, weil wir das Licht nicht ertragen konnten. Das einzige, was uns beiden über die Lippen kam, war immer nur: »WARUM? Warum unsere Tochter?«

Jane war ein lebhaftes, ausgesprochen freundliches Kind gewesen. Schwierigkeiten gab es selten. Keine pubertären Kämpfe. Sie war manchmal unsicher, manchmal verschlossen. Dann wieder witzig und sprühend vor Lebensfreude. Sie hatte Träume, Freundinnen, liebte Musik. Wenn sie unter der Dusche oder in ihrem Zimmer sang, hallte es durch das ganze Haus. Sie war etwas übergewichtig. Ich ließ ihr, auch aus meinen eigenen unangenehmen Erfahrungen heraus, gerne Ratschläge und Ermahnungen zukommen. Ich meinte es gut.

Wir sind eine ganz normale Familie. Mein Mann und ich sind berufstätig, wir wohnen mit Oma und Opa in einem Haus mit einem blühenden Garten auf dem Lande. Große Familienfeste, Kuschelstunden am Sonntagmorgen, Sommerurlaube im Familienhotel, gemeinsames Abendessen – das war bei uns Normalität. Soziale Tragödien gab es im Fernsehen, aber nicht bei uns. Jane wurde nicht misshandelt oder missbraucht. Sie wurde geliebt. Sie wird geliebt.

Nach dem Abi begann sie eine Ausbildung zur Krankenschwester in einer anderen Stadt. Sie richtete sich mit Begeisterung eine kleine Wohnung ein. Wir kauften Möbel mit ihr und Bilder. Sie sollte sich wohlfühlen. Alles schien gut zu laufen. Normal. Wann nur hatte der Bruch stattgefunden?

Bei den Telefonaten klang Jane manchmal traurig, war wortkarg. Die Arbeit machte ihr keinen Spaß. Die Konfrontation mit Krankheit und Tod, mit Arbeitsdruck, Schlafmangel und dem anonymen Stadtleben machte ihr zu schaffen. Sie bekam Panikattacken. Ihre Angst, dass sie versagen könnte, wuchs. Aber ihre Noten waren gut. Ich redete ihr zu, die Ausbildung durchzuziehen. Fataler Fehler. Was man mit Sätzen wie »Du schaffst das schon« anrichten kann, weiß ich erst heute.

Um uns nicht zu beunruhigen, zog sie sich zurück in ihre eigene dunkle Welt. Sie kam immer seltener nach Hause, verbrachte viel Zeit mit Freunden, an die sie sich klammerte, ging auf irgendwelche Partys in Clubs, wo meist viel Alkohol im Spiel war. Im Müll lagen leere Tablettenpackungen. Ich wusste, dass meine Tochter unglücklich war, aber ich wusste nicht, wie ich ihr helfen konnte. Gespräche, die in die Tiefe gingen, wehrte sie ab. Sie weinte viel und redete wenig. Und sie verletzte sich. Darüber wollte sie schon gar nicht reden. Sie aß kaum noch etwas und verlor sehr schnell viel Gewicht. Aber sie konnte sich über ihr neues Körpergefühl nicht freuen. Im Gegenteil. Sie schien ihren Körper zu hassen. Ich ahnte, dass etwas passieren könnte. Mein Mann hatte eher abgewiegelt: »Du machst dich verrückt!«

Die Tage waren schlimm, aber die Nächte waren noch schlimmer. Ich beschaffte mir Bücher über Psychologie, versuchte zu begreifen, was in ihr vorging, Ursachen zu suchen, Lösungen zu finden. Schwer zu verstehen, dass sich ein Mensch (nein, nicht EIN Mensch, sondern MEINE Tochter) selbst verletzt, um das innere Chaos von Wut, Angst, Trauer, Hilflosigkeit und Einsamkeit zu beenden. Schneiden als Ventil für den inneren Druck.

Nach einer unendlich langen Woche durften wir sie in der Klinik im Beisein eines Arztes besuchen. Ich erkannte sie kaum wieder. Blass und schmal mit großen, ängstlichen Augen und durch die Psychopharmaka verlangsamten Bewegungen saß sie neben mir. Eine Fremde, die wenig sagte und den Blick senkte, als ob sie sich schämte. Der Arzt gab mir kaum Erklärungen über die Therapie. Jane ist volljährig, und die Eltern sind zweitrangig. Diese Distanziertheit empfand ich als entsetzlich. Auf der Heimfahrt konnte ich nicht aufhören zu weinen, ich war froh, dass mein Mann fuhr und auch sonst die klaren Gedanken für den Alltag fassen konnte. Manchmal nahm er mich einfach nur still in den Arm. Er konnte, wie es schien, besser damit umgehen. Doch als er eines Nachts schreiend aus dem Schlaf auffuhr, wurde mir klar, wie sehr auch ihn das alles belastete. Er hat eine andere Art, mit Problemen umzugehen. Langsam begann auch er darüber zu sprechen, suchte Worte, Erklärungen.

Wir schauten uns Kinderbilder von unseren beiden Kindern an.

Unser älterer Sohn war immer der Coole, der Optimist, der Intelligente, dem alles federleicht fiel, gewesen. Der sein Studium locker meisterte und ein Auslandssemester in Amerika nutzte, um sich interessant zu machen. Jane stand in seinem Schatten. Im Vordergrund der Bruder, sie selbst dahinter. Ich hatte sie gar nicht bewusst unter Druck setzen wollen. Das hatte sie wohl schon selbst getan. Und dann auch noch meine Ratschläge: Tu dies, lass jenes, pass auf ... Das musste ihr immer mehr das Gefühl gegeben haben, dass sie den Ansprüchen dieser Welt nicht genügte.

Die Erkenntnis fühlte sich in mir an wie ein großer Stein. Zunächst konnte ich ihn nicht bewegen. Ich empfand mich als schuldig am Elend meiner Tochter. Hatte ich versagt? Haben wir als Familie versagt? Habe ich zu wenig Zeit für meine Kinder gehabt, besonders für Jane, die das wohl am dringendsten brauchte? Ich verbrachte eine Nacht alleine in Janes Wohnung, die sie fluchtartig verlassen hatte, als sie in die Klinik ging. Da lagen die Rasierklingen, mit denen sie sich die Verletzungen zugefügt hatte. Da waren Tabletten, mit denen sie seelische Schmerzen lindern wollte. Da lagen Zettel mit Notizen, gekritzelte Skizzen ihres inneren Chaos, die mich zutiefst erschreckten. Was wusste ich eigentlich über mein erwachsenes Kind? Nichts – wie mir schien. Ich weinte hemmungslos. Es war eine sternenklare Sommernacht. Ich lag auf dem Bett in der Wohnung, in der sich Jane nicht mehr wohlgefühlt hatte. Ich wollte erspüren, was sie empfunden hatte. Ich fand keinen Schlaf.

Einige Wochen später bekam meine Tochter Klinikurlaub. Gemeinsam machten wir uns auf die Suche nach einer anderen

Wohnung. Ich hatte ein paar Tage freigenommen und wollte alles gut machen. Sie zog in eine WG. Mein Mann und ich organisierten den Umzug, erledigten die Formalitäten. Als ich Gardinen nähte und Regale einräumte, hatte ich das Gefühl, jetzt wird alles gut. Ich verwöhnte Jane, beobachtete sie ständig, wenn sie zu Hause war, und las ihr jeden Wunsch von den Augen ab. Wenn es ihr gut ging, ging es mir auch gut. Wenn es ihr schlecht ging, ging es mir auch schlecht. Was ich damals als Empathie deutete, ist nichts anderes als eine Co-Abhängigkeit, wie ich jetzt weiß. Nach langen Gesprächen mit einer Freundin, die als Sozialpädagogin Erfahrungen mit Borderlinern hatte. Vorsichtig erklärte sie mir, dass Jane ihr ganzes Leben umkrempeln muss, wenn sie gesund werden will. Wenn SIE gesund werden will! Dass dies eine sehr langwierige Erkrankung ist und der Gipfel vielleicht noch nicht einmal erreicht ist. (Sie hatte recht.) Und dass ich loslassen muss von MEINEM Plan für meine Tochter. Ich musste erkennen: Die schöne Wohnung, die fundierte Ausbildung, eine gute Figur, das waren meine Ziele für sie. Ich glaubte, die Dinge für sie richten zu müssen.

Zwei Monate später nach einem langen Arbeitstag war ich auf dem Weg zum Einkaufen. Mühsam hatte ich im strömenden Regen vor dem Einkaufszentrum einen Parkplatz ergattert. Als ich aussteigen wollte, klingelte mein Handy, und ich sah die Nummer meiner Tochter auf dem Display. Jane weinte und konnte kaum reden. Man habe sie auf die geschlossene Abteilung der Psychiatrie verlegt. »Bitte komm!« Dann war der Akku meines Handys leer. Ich ließ den Einkauf sein und fuhr sofort los. Meinen Mann konnte ich nicht mehr informieren. Der strömende Regen und die Tränen der Angst vernebelten mir die Sicht. Ich weiß bis heute nicht, wie ich so schnell und unbeschadet die lange Autobahnfahrt schaffte.

Matt von den Medikamenten und verweint saß Jane auf ihrem Bett in einem kleinen Zimmer mit vergitterten Fenstern. Ihre Arme waren verbunden, vermutlich hatte sie sich wieder verletzt. Man hatte sie wegen der Suizidgefahr hierher verlegt, kurz vor dem Ende ihrer stationären psychiatrischen Behandlung in der offenen Abteilung. Ihr wurden fast alle Dinge außer ein paar Kleidungsstücken weggenommen, damit sie sich nicht weiter verletzen konnte. Das Zimmer war kahl, und im zweiten Bett lag eine Frau, die man fixiert hatte und die wie besessen fluchte. Auf dem Flur rief jemand wirre Worte. Nur die zwei Krankenpfleger, die Papierkram erledigten und die Patienten beobachteten, wirkten ruhig und beherrscht. Es dauerte bis spät in die Nacht, ehe ich einen Arzt zu Gesicht bekam, der sich mit Jane beschäftigte. Er redete lange und sehr offen mit meiner Tochter. Sie wollte, dass ich dabei war.

Erstmals erhielt ich nun Einblick in die therapeutische Behandlung und staunte darüber, wie Jane ihre Situation selbst beschrieb. Es klingt fast makaber, aber ich war stolz auf meine Tochter, die sich ihrer Probleme so bewusst und bereit war, Verantwortung für sich selbst zu übernehmen. Es wurde uns dringend empfohlen, einen ambulanten Therapieplatz zu suchen, und dann durfte ich Jane mit nach Hause nehmen.

Jane sollte nun selbst bestimmen, wie es weiterging. Sie wollte in ihrer Wohnung bleiben und versuchte, ihre Ausbildung fortzusetzen. Das funktionierte in den Wochen, in denen sie Schule hatte. In der Praxis im Krankenhaus funktionierte es gar nicht. Ständig war ich in »Hab-Acht-Stellung«. Nach einigen Kämpfen mit der Krankenkasse bekam sie einen ambulanten Therapieplatz in der Stadt und später auch eine achtwöchige stationäre Kur in einer Klinik für psychisch Kranke. Langsam ging es ihr besser. Eines Tages rief sie mich an. Ich spürte, dass sie nicht alleine war. Sie formulierte etwas künstlich und stockend. Im Hintergrund war wohl der Therapeut, der sie aufgefordert hatte, mir genau zu sagen, was sie von mir wollte. Sie erklärte mir, dass sie dankbar sei für alles, was ich für sie getan habe, aber sie sagte auch: »Lass mich ich selbst sein. Lenke nicht mein Leben. Lass mich meine Fehler machen. Du willst in allem immer perfekt sein und du willst, dass ich das auch bin. Aber ich bin nicht so wie du.«

Das war der zentrale Punkt und für mich nun endgültig das Signal, loszulassen. Jane kündigte ihren Lehrvertrag kurz vor Abschluss der Ausbildung. Sie meldete sich auf dem Arbeitsamt in der Stadt, in der sie noch immer wohnte, und besuchte einen Berufsorientierungskurs. An den Wochenenden kam sie nach Hause. Sie erzählte, und ich lernte, ihr zuzuhören. Ohne Kommentare. Anfangs fiel es mir schwer, meine Ratschläge nicht auf sie niederprasseln zu lassen, sondern für mich zu behalten. Nachdem unser Sohn ausgezogen war, richtete sie sich zu Hause ein neues Zimmer als Wochenenddomizil ein. Die Verletzungen wurden weniger, und einige Monate später konnten auch die Medikamente abgesetzt werden. In einer Krankenhausapotheke hatte sie sich einen Praktikumsplatz organisiert. Dass Jane dort für ihre gute Arbeit Lob erhielt, tat ihr sichtlich gut und half ihr, beruflich neue Perspektiven zu finden. Es war ein Silberstreif am Horizont. Sie beschloss, zu studieren. Dafür musste sie ihre WG aufgeben und wieder zu Hause wohnen. Aber das Studieren ist ihr Traum. Sie geht darin auf und gewinnt langsam, ganz langsam ihre Würde und die Lebensfreude wieder.

Jane kann gut für sich selbst sorgen. Das habe ich erkannt. Sie kann wieder unbeschwert lachen. Nicht an allen Tagen, denn eine solche schwerwiegende Störung hinterlässt Spuren, die man nicht vergessen machen kann: die Narben an ihren Armen, aber auch der Schatten auf ihrer Seele. Das selbst gesetzte ehrgeizige Ziel, möglichst bald einen möglichst guten Abschluss zu machen, führt sie erneut an die Grenzen ihrer Belastbarkeit. Hin und wieder gibt es dunkle Tage und schlaflose Nächte für sie. Manchmal macht sie mir etwas vor und beteuert, dass es ihr gut geht. Aber ich sehe ihr in die Augen und weiß, dass das nicht stimmt. Sie will mich nicht beunruhigen. Nach wie vor bin ich hypersensibel, wenn es um sie geht. Das kann ich nicht abstellen. Aber ich halte mich zurück und versuche nicht panisch zu reagieren. Dafür sorgt auch mein Mann. Er ist ein Ruhepol. Wir sind als Familie noch mehr zusammengewachsen, ohne uns gegenseitig einzuengen. Und Jane ist meine erwachsene Tochter, die ihr eigenes Leben führt – mit Höhen und Tiefen. Aber SIE führt.

Ich bin stolz auf sie. Meine Schuldgefühle und Selbstzweifel haben wieder normale mütterliche Dimensionen angenommen. Manchmal schaue ich mir alte Fotos an und denke: Sicher habe ich als Mutter nicht immer alles richtig gemacht. Wer kann das schon von sich behaupten? Aber es war auch nicht alles so falsch. Ich bin nicht schuld an der Krankheit meiner Tochter. Niemand ist daran schuld. Sich zu zermartern und aufzuopfern hilft auch nicht weiter.

Auch ich habe mich verändert. Ich bin selbst überrascht von der Energie und Kraft, die ich nach dieser großen Krise wieder verspüre. Kleine Krisen des Alltags können mich nicht mehr so leicht aus der Bahn werfen. Körbe mit Bügelwäsche und ein unaufgeräumter Schreibtisch halten mich nicht davon ab, abends auf der Treppe vor dem Haus zu sitzen und mit meinem Mann den Sonnenuntergang zu bewundern. Jane gesellt sich manchmal dazu. Letztes Jahr habe ich alleine Urlaub in Hamburg gemacht. Ich stand sehr lange vor einem Bild von Herbert Brandl in einer Kunstausstellung. Es war ein überdimensional großes Gemälde von einem Alpengipfel und hat mich daran erinnert, dass ich auch so einen Berg erklommen habe. Ich tue mir Gutes, wenn ich mich wertschätze. Ich tue Jane Gutes, wenn ich ihr ab und zu den Spiegel vor Augen halte und ihr klar mache, was sie Positives erreicht hat. Sie weiß, dass ich – dass wir für sie da sind, wenn sie uns braucht. Das Leben ist nicht schwarz oder weiß, auch nicht grau. Es ist bunt und duftet, manchmal nach Erdbeeren und manchmal nach Hühnermist. Ich versuche nicht mehr, in allem perfekt zu sein. Das verlange ich auch nicht von anderen und erst recht nicht von meiner Tochter.

Enziana Berg

Wir schneiden wie folgt

Das ist ein Mammakarzinom. Wir schneiden wie folgt: Der Professor zeichnete mit wenigen Strichen die geplante OP an meiner Brust auf einen kleinen Zettel. Ich sah nur noch den Stift übers Papier flitzen, während alles vor meinen Augen verschwamm. Eine Flut von Tränen floss ungehindert über meine Wangen und nässte meine weiße Bluse ein. Wie erotisch! Aber wer will schon eine Mrs. Wet-Shirt mit einer operierten und entstellten Brust? Der Professor sah mich sachlich an: Daran stirbt man nicht! Sterben!!!! Daran hatte ich ja noch gar nicht gedacht!!! Mein Magen krampfte sich zusammen, und mir wurde übel! Plötzlich sah ich mich mit Glatze … »Chemo???« Mehr als dieses Wort konnte ich nicht stammeln. »Step by Step«, antwortete der Professor, der diese Situation Tag für Tag erlebte und meisterte. Nur für mich war es das erste Mal, und es ging um meine Brust, um mein Leben!

Am Tag der OP war ich erleichtert, wollte das DING nur raus aus mir haben. Ich war so happy, dass ich nach der OP sofort das ganze Mittagessen verschlang. Nur die Linsen nahm mir meine Mutter weg, denn sie war der Meinung, ich würde sonst alles wieder erbrechen. Auch meine armen Eltern erlebten in dieser Zeit eine Achterbahn der Gefühle. Sie unterstützten mich mit all ihren Kräften. Da wurden Differenzen ausgeräumt, da wurde an einem Strang gezogen. Das Drama brachte uns einander noch näher.

Nach drei Tagen fühlte ich mich fit genug für einen heimlichen Ausflug. Zusammen mit meinen Eltern schlenderte oder besser schlich ich in die Stadt. Allerdings kam ich nicht allzu weit. Zum ersten Mal in meinem Leben konnte ich nicht mehr. Der Satz »Ich kann nicht weiter« blieb mir fast im Hals stecken. Wo waren die Energie und Power der Hypersportlerin geblieben? Da konnte nur noch Prosecco in einem schicken Café helfen … Der Taxifahrer wurde in meine Geheimaktion integriert. Meine Schläuche waren ja nicht zu übersehen. Er ließ mich nahe bei der Klinik raus, und wir lächelten uns verschwörerisch zu. Offenbar wirkte meine Ausstrahlung auf Männer noch. Das beruhigte mich.

Nach 14 Tagen ging ich wieder zur Arbeit. Die Bestrahlung sollte kein Problem sein. Die Strahlen sieht man ja nicht, und mit der Aloe Vera zum Einreiben der Brust ist doch alles paletti! Das versprach mir auch der wirklich sympathische und attraktive Arzt. Nach weiteren zwei Wochen konnte ich nicht mehr. Der Strahlenkater machte mich unbeschreiblich müde. Kater kannte ich bis dahin nach einer durchzechten, durchtanzten und manchmal durchküssten Nacht und nicht nach fünf Minuten unter einer rotierenden Maschine, die mich an Starwars denken lässt. Also Freizeit auf Krankenschein …

Meine beste Freundin kennt mich seit über 30 Jahren und weiß genau, wann ich lachen und wann ich weinen will. Bei Letzterem macht sie einfach mit. Katzenjammer im Doppelpack. Ihr Freund ist auch mein bester Kumpel, eher einer der Schweigsamen, aber eine tröstliche Umarmung sagt mehr als tausend Worte. Ganz zu schweigen von dem Opfer, das er brachte. Nachmittags nahm er sich frei, was für einen Selbstständigen wie ihn mit finanziellen Einbußen verbunden ist, und wir fuhren ins Freibad. Eindeutig die beste Therapie, wenn man Sonne und Wärme meiden soll. Mein Arm wurde dick, und mein lieber Doktor konnte sich keinen Reim darauf machen. Ich dachte an den Nachmittag davor mit dem doppelten Eisbecher und den Eiswürfeln, die ich unter dem T-Shirt zur Kühlung in meinem BH versteckt hatte.

Einmal hatte ich für meine Eltern ein neues Gericht gekocht und dafür sämtliche Gewürze verwendet, die ich in meiner Küche fand. Nachts wachte ich auf und musste mich vom Schlafzimmer über den Flur bis zum Badezimmer übergeben. Das war mir zum letzten Mal passiert, als ich sechs Jahre alt war. Wenn man krank ist, wird man wieder zum Kind. Ich rief meine Mutter an, sie sollte sofort kommen. Allerdings hörte sie das Telefon nicht, ich rief Christian an, und fünf Minuten später war er da und wurde mit dem Chaos konfrontiert. Er weinte einfach mit mir mit. Freunde habe ich – das weiß ich nun ganz sicher. Fast jeden Abend waren wir mit meiner Clique im Biergarten. Ich stellte fest, dass das eine sehr schöne Alternative ist zu den langen Arbeitstagen, die ich vorher hatte. Auch kann man tatsächlich leben ohne täglich die E-Mails zu checken, immer erreichbar zu sein und sich bedeutend zu fühlen.

Meine schlauen Bücher raten mir, ich solle mehr auf meinen Bauch und mein Herz hören. Gut, einen Bauch habe ich, das Herz schlägt auch. Manchmal rast es sogar, jedes Mal, wenn ich Angst bekomme, ob ich gesund bleiben werde. Die Eingebung, dass ich einen Knoten habe, kam von Gott, und ich habe sie eines Morgens gehört und danach das Ding sofort gefunden. So war es tatsächlich, auch wenn es verrückt klingt. Aber was heißt es nun, auf das Herz zu hören, wenn man eher vom Verstand gesteuert ist und nicht gerade dem kleinen Prinzen begegnet, der einen dazu anleitet? Ich versuchte es mit Körperreisen, Meditation und faul in der Sonne liegen und fand das keinen schlechten Weg. Als ich die Narbe beim Professor zum ersten Mal in Augenschein nahm, heulte ich wieder

(der Mann hat es echt nicht leicht mit mir), aber diesmal aus Freude. Das hat er wirklich sehr gut gemacht! Er freute sich über das Kompliment, und ich bin unendlich dankbar, dass mir meine Schönheit erhalten blieb.

Durch »Zufall« hatte ich den besten Arzt für eine solche Situation gefunden. Mit viel Herz, Fachwissen und Motivation brachte er mich durch die finsteren Stunden. Häufig sprachen wir über meine Leidenschaft für Sport, und niemals war davon die Rede, dass ich irgendetwas nicht mehr tun könnte. Also machte ich große Pläne für die Zeit danach … Reisen in die weite Welt. Wer meine echten Freunde waren, das hatte ich feststellen können. Alle anderen wurden in der Zeit aussortiert. Ein befreiendes Gefühl. Auch einige Erinnerungen an alte Zeiten fielen dem großen Reinemachen zum Opfer. Was sollte ich mit dem Ring von der letzten Liebe, der Jeans, die schon seit Jahren nicht mehr passt, und dem Diätpulver, das so abscheulich schmeckt?

Wenn man nicht weiß, ob die eigenen Tage gezählt sind und wie lange man noch leben wird, beginnt man die Momente, die Sekunden zu genießen. Vorher war ich ein Morgenmuffel gewesen, auf das Zwitschern der Vögel hatte ich nicht geachtet. Aber jetzt bringt es mich zum Lächeln und treibt mich aus den Federn. Die Sonnenstrahlen auf meiner Haut, der Duft des Kaffees und sogar Hunde, vor denen ich früher Angst hatte, erfüllen mich mit Glück. Alles wird besonders, aber vieles auch bedeutungslos. Es ist mir nicht mehr so wichtig, was die Menschen von mir halten. Ein Flirt, der sich nicht mehr meldet, ist meiner einfach nicht würdig. Manchmal küsst man eben falsche Frösche. Eines Tages wird einer kommen, der mich so annimmt (zumindest meistens) wie ich bin, den Tanz des Lebens mit mir tanzt und auch dann für mich da ist, wenn ich einmal aus dem Takt komme. Wir werden die höchsten Berge der Welt erklimmen, die tiefsten Seen durchtauchen, im Sonnenuntergang eng umschlungen am Strand sitzen, und wenn wir streiten, irgendwann lachen, weil es mal wieder um nichts wirklich Wichtiges ging. Überhaupt nehme ich mich selbst nicht mehr so wichtig. Viel wertvoller geworden ist mir das Lachen, Tanzen und das Gefühl, die Welt vor Glück zu umarmen. Ein Kuss im richtigen Moment lässt mich auf Wolken schweben ohne an die Zukunft zu denken. Alles kommt zu seiner Zeit, und ist es Zeit, bin ich bereit. Das ist eine Zeile aus einem Song, den ich sehr oft vor mich hin singe (Sandy & Chris, Album Herzenslieder).

Nein, es ist nicht alles neu. Ich habe den gleichen Job, aber die alltäglichen Sorgen treffen mich nicht so tief, weil ich erfahren habe, dass es immer weitergeht und meistens nach 14 Tagen schon viel besser ist als im Moment des Schreckens. Was sich verändert hat, ist der Blickwinkel: Ich sehe mehr die Menschen als Dinge, ich würdige die Gemeinsamkeiten und lächele nachsichtig über das Trennende. Statt zu verurteilen fühle ich Verständnis für den anderen, statt selbst zu reden höre ich mehr zu, ich gönne mir öfters etwas, und wenn es ein Kleid ist, das ich wahrscheinlich nur einmal trage, aber dann in einer rauschenden Ballnacht.

Ich schiebe nichts mehr auf die lange Bank. Alles, was möglich ist, mache ich gleich. Aber ich mache auch langfristige Pläne. Sie geben mir die Gewissheit, dass ich eine Zukunft habe und diese auch erlebe. Ich habe meine Leidenschaft für die Berge neu entdeckt. Jede freie Minute bin ich da. Ich stehe auf dem Gipfel und bin einfach stolz darauf, dass ich es geschafft habe. Früher wäre ich mit der Stoppuhr und einem klar definierten Zeitziel losgezogen. Heute genieße ich die Anstrengung und lasse mir die Zeit, die ich brauche, um oben anzukommen. Dann sitze ich da und sehe genussvoll und neugierig in die Ferne. Welche Abenteuer dort wohl noch auf mich warten?

Christina Brautmeier

Zitronenfalter

Immer wieder stockend, versuche ich vorwärtszukommen, den Oberkörper nach vorne geneigt, bemüht, in dem unablässigen Menschenstrom nicht zu stolpern, mich dem allmorgendlichen Tempo dieser Stadt anzupassen. Es ist früh am Morgen, Wasser steht in kleinen Pfützen auf den Gehwegen. Meine Laptoptasche hängt wie ein Backstein an meiner linken Hand. Der Versuch eines befreienden Ausstreckens meines linken Arms würde hier vermutlich als fahrlässige Körperverletzung geahndet; das Ausbreiten beider Arme, mit gleichzeitigem beschwingtem Drehen um die eigene Achse, einem vorsätzlichen Mordversuch gleichkommen.

Mit Dutzenden anderen Großstädtern werde ich auf den Eingang des Metroschachts zugetrieben, haste die engen Stufen herunter, schiebe mein Ticket durch den Scanner, um Zugang zum stickigen, unterirdischen Tunnelsystem zu bekommen. Jedes Mal, wenn sich dann vor mir die Schranke der schmalen Sperre öffnet, und gleichzeitig neben mir ein Dutzend weitere dieser schleusenartigen Pforten, komme ich mir vor wie eine dieser von einer Station zur anderen getriebenen Kreaturen in einem voll automatisierten Agrargroßbetrieb. Die einzige Metrolinie, die ich freiwillig nehme, ist die größtenteils überirdisch verkehrende M6.

Immer mehr Menschen strömen aus Abzweigungen zusammen, ich werde automatisch vorwärtsgedrängt und lande schließlich in einem der hoffnungslos überfüllten Wagen. Die Menschen in dieser Stadt scheinen sich in jedem Moment des

Tages, an jedem Ort, auf eine intime Art körperlich nah zu sein. Eine anonyme, aufgezwungene Nähe, die mich innerlich abstößt. Am Pont de Saint-Cloud gehe ich zu Fuß weiter, langsamer jetzt, den Blick konzentriert auf meine Füße und den grauen Asphalt gerichtet, um Abfallresten und Hundekot auszuweichen. Fast wäre ich so an der Fassade des Pariser Firmenhauptsitzes vorbeigelaufen. Eine grell schimmernde, glatte Glasfront, die die Frühlingssonne widerspiegelt, ohne einen Lichtstrahl davon in sich aufzunehmen. Ich hole tief Luft, bevor ich das Bürogebäude betrete, gleichzeitig bemüht, meine eigene Verwunderung über diesen abstrusen Drang abzuschütteln, mein Gesicht in eine frisch gemähte Maiwiese zu vergraben oder einfach stehen zu bleiben und die flache Hand auf die raue Rinde des einzigen Baums in fünf Kilometern Umkreis zu legen.

Ich stehe vom Schreibtischstuhl auf, mein Körper bewegt sich mechanisch zur Tür, während mein Kopf damit beschäftigt ist, den Inhalt der letzten E-Mail zu verarbeiten. Ist es nicht das, was ich wollte? Neue Herausforderungen, Anerkennung, mehr Verantwortung? Ich öffne die Tür und werfe einen Blick in den langen Korridor. Aus dem Augenwinkel registriere ich ein dicht zusammenstehendes Grüppchen an einem der unzähligen Kaffeeautomaten. Bereits in den ersten drei Wochen nach meiner Ankunft in Paris habe ich lernen müssen, dass es diese täglich auf allen Gängen stattfindenden »rencontres« sind, bei denen die entscheidenden Meinungen ausgetauscht werden, Lobbyarbeit für Projekte, Strategie und »Politik« gemacht wird. Je mehr Ansehen oder gute Kontakte, desto mehr »rencontres«.

Obwohl ich die französische Sprache fließend spreche, werden mir diese informellen Informationen immer vorenthalten bleiben. Das ständige Getuschel und diese doppelzüngige

Wichtigtuerei, ich hätte nicht gedacht, dass es mir so schwerfallen würde, mich an diese Art der Unternehmenskultur zu gewöhnen. Ich schließe schnell die Tür und spüre, wie sich in mir ein tiefes Unwohlsein ausbreitet. Ich wende mich Jean-Pierre zu, einem Kollegen, der – mir ein bedauerndes Grinsen schenkend – offenbar meine Gedanken lesen kann: »Es dürfte Ihnen schon aufgefallen sein, dass man einem formellen Konsens hier eher weniger Bedeutung beimisst. Haben Sie eigentlich nicht das Gefühl, zu unbedarft zu sein für die Umgebung, in der Sie jetzt leben?«

Ich versuche meine Verblüffung über die für einen Franzosen ungewohnt direkte Art zu verbergen und bin gleichzeitig erleichtert. Subtile, in verschachtelten Satzstrukturen verborgene Botschaften zu interpretieren, ist mir mittlerweile verhasst. Ehe ich etwas entgegnen kann, fährt er auch schon fort: »Irgendwann wird sie Sie erreichen, die Realität mit ihrem niederschmetternden Gewicht, wird Sie im vollen Lauf einholen und zu Fall bringen. In der deutschen Niederlassung ist Ihre Leistung womöglich etwas Besonderes gewesen. Hier jedoch können Sie sich nicht auf einen besonderen Status und Fürsprecher berufen. Im Vergleich zu den Absolventen der ›Grandes écoles‹ sind Sie ein sehr kleiner Fisch.«

Ich höre mich selbst etwas von Geduld, Weiterentwickeln, Selbstüberwindung und großer Chance als Antwort faseln. Sein Handy klingelt, und nach einem kurzen Blick auf das Display verlässt er abrupt den Raum. Ich bin erleichtert und zufrieden mit mir selbst, nicht einem Drang nachgegeben und meine inneren Zweifel vor ihm ausgebreitet zu haben. Auch ihn kenne ich zu wenig, um mir seiner Diskretion oder gar seines Vertrauens sicher sein zu können.

Alles hatte sich anders entwickelt als geplant. Acht Monate ist es her, dass ich die Entscheidung getroffen habe, diesen

Posten anzunehmen. Leichtfertig und ignorant gegenüber einer inneren Stimme, die ich angesichts des schrillen Tons der Erwartungen, die damals an mich herangetragen wurden, überhört haben muss. Drei Monate habe ich jetzt schon hinter mich gebracht, fünfzehn weitere liegen vor mir, türmen sich auf wie eine drei Meter hohe Mauer, deren schwere Steine es gilt, täglich Schritt für Schritt abzutragen.

Ich wische den Gedanken mit einer schnellen Handbewegung weg, um wieder freie Sicht auf den Bildschirm zu haben. Schließlich gilt es die verbleibende Mittagszeit effektiv zur Vorbereitung meiner Präsentation vor dem »Steering Committee« zu nutzen. Trotzdem werde ich mich nicht vor neunzehn Uhr in den Feierabend stehlen können – zu viele offene Bürotüren, aus denen mich vorwurfsvolle, verächtliche Blicke treffen würden. Warum auch? Es wartet weder eine Verabredung mit Freunden oder Freund, noch Familie auf mich.

Meine Uhr zeigt Viertel vor acht, ich habe also noch eine knappe Stunde Zeit, einigermaßen pünktlich zum offiziellen Treffen der Expatriategruppe bei Philip zu erscheinen, und überlege vorher, im »Jean-Baptiste« einen Kaffee zu trinken. Eigentlich hatte ich die Einladung längst verdrängt, einzig die Outlookeintragung hat mir die heutige Abendveranstaltung wieder ins Gedächtnis gerufen. Unschlüssig, ob ich die Metro nehmen oder entlang der Häuserschluchten zu Fuß weiter gehen soll, drehe ich, einem spontanen Impuls folgend, nach ein paar Metern um und laufe in entgegengesetzter Richtung mit Kurs auf den Bois de Boulogne weiter. Am Eingang des Parks stocke ich, unglaublich, wie viele Menschen ringsum kommen und gehen und sich diesen Flecken Grün teilen. Vom Rauschen und Hupen der Schnellstraße einmal abgesehen, hängt Stille über dem Park.

Auf dem Treffen lächele ich, bemühe mich höflich, nach

allen Seiten Konversation zu machen, auch wenn der Inhalt der Worte kaum zu mir dringt. Philip hat Champagner bereitgestellt. Er scheint sich wohl zu fühlen, sichtlich zufrieden, die luxuriös ausgestattete Wohnung, die ihm von seinem Arbeitgeber für den Aufenthalt in dieser Stadt zur Verfügung gestellt wird, zu präsentieren. Der Alkohol sorgt für eine lockere Atmosphäre, aber es gelingt mir immer noch nicht, mich zu entspannen. Es fällt mir schwer, mich zu konzentrieren, meine Gedanken schweifen immer wieder ab.

Seltsamerweise scheint der Trubel um mich herum mein Gefühl der Einsamkeit zu verstärken, anstatt zu verdrängen. Ich fange hier und dort ein paar Gesprächsfetzen auf, nehme die Blasiertheit in der Stimme eines jungen Controllers wahr, die einzig darauf basiert, eine Wohnung in der Rue de Soufflot ergattert zu haben, deren Architektur auf den berühmten Pariser Stadtplaner Haussmann zurückzuführen sei. Die meisten Teilnehmer dieser Veranstaltung, so scheint mir, sind letztendlich allein darauf aus »zu netzwerken« und die anderen Gäste der Party nach nutzenbringenden Kontakten zu scannen. Gesprächsfetzen über Berufsbezeichnung und Unternehmenszugehörigkeit verfolgen mich, während ich ziellos durch die hohen Räume spaziere und meine Aufmerksamkeit den elfenbeinfarbenen Stuckverzierungen schenke. Ich schwanke zwischen der Möglichkeit, die Veranstaltung zu verlassen und mir den dringend benötigten Schlaf zu gönnen oder mich sinnlos zu betrinken. Hauptsache, nicht mehr denken müssen. Der Kopf entscheidet sich schließlich für Ersteres. Beim Verlassen des Gebäudes wandert mein Blick zum Himmel. Sterne sind nicht zu sehen. Ihr Licht wird von der Großstadtbeleuchtung ausgeblendet.

Immer noch ergreift mich beim Betreten meines achtundzwanzig Quadratmeter großen Apartments, für das ich eine Miete bezahle, die in meiner Heimatstadt der für eine Doppelhaushälfte mit Garage und Garten entspräche, dieses Gefühl der Beklemmung. Ich schiebe den Schreibtischstuhl vor den Vorhang, drücke damit die beiden dicken Schals noch fester gegen das Fenster. Den Lärm und die Helligkeit der Großstadtnacht werde ich damit trotzdem nicht gänzlich aussperren können. Mein Blick streift die kahle weiße Wand, an der nur eine kleine bunte Fotocollage hängt. Eine Szenerie aus Schnappschüssen von einer Bootstour auf der glasklaren Lippe, vom letzten Karneval, der alljährlichen Fahrradtour am ersten Mai und unterbelichteten Schützenfestaufnahmen. Eine Illustration dörflichen Frohsinns.

Wäre ich ehrlich zu mir selbst, müsste ich mir in diesem Augenblick eingestehen, dass ich eigentlich nirgendwo anders sein will. Diesmal warte ich vergeblich auf das Gefühl der Überlegenheit, das mich sonst regelmäßig erfüllt, wenn ich mir den Unterschied zwischen der Provinzialität meiner Heimatstadt und meinem jetzigen Umfeld ausmale. Das Wort »Überlegenheit« hat einen negativen Beigeschmack. Eigentlich handelt es sich eher um eine Art Stolz auf das, was ich erreicht habe. Was ich mir durch eigene Anstrengung und Ehrgeiz erarbeitet habe. Diese Chance nicht zu nutzen wäre töricht gewesen, feige, unvernünftig und unbegründbar, vor allem den Menschen gegenüber, die an meinem Stolz und Erfolg teilhaben. Ich sollte stattdessen versuchen, die zahllosen kulturellen Angebote zu nutzen, sollte die kulinarische Vielfalt testen, sollte mich glücklich schätzen angesichts der schier unerschöpflichen Vielzahl an Unterhaltungsmöglichkeiten, die sich mir bieten. Doch ich will es nicht. Das Einzige, was ich will, ist Ruhe und mich nicht mehr verstellen zu müssen.

In der Nacht rebelliert mein Magen. Ich versuche mich abzulenken, öffne leicht schlaftrunken mein E-Mail-Postfach. Es ist halb zwei. In zwölf Stunden werde ich die Präsentation hinter mir haben. Ich bin gut vorbereitet, meine Ergebnisse sind schlüssig, das Konzept eingängig. Übermorgen ist Richtfest bei Sabina. Ich beschließe, ihr ein paar nette Zeilen zu schreiben. Über ein paar knappe, nichtssagende Floskeln wie: »Trinkt ein Bier für mich mit«, komme ich nicht hinaus, unterzeichne mit: »Liebe Grüße aus dem schönen Paris«, und setze noch ein »P. S.: Drückt mir die Daumen für meine Präsentation!« hinzu.

Der Aufzug öffnet sich, entlässt mich in die oberste Konzernetage, die die Unternehmensführung und das Besprechungszimmer, das ich suche, beherbergt. Auch hier oben ist der Blick aus den überdimensionierten Fensterfronten noch von grau verschmutzten Häuserwänden versperrt. Kälte empfängt mich. Ich bilde mir ein, dass es immer mehr zieht, desto *höher* man kommt. Kleine Grüppchen von »Höflingen«, wie ich sie mittlerweile nenne, stehen im ganzen Korridor vor dem Meetingraum verteilt, sie tuscheln in gedämpftem Ton und mit ernsten Mienen. Mein Blick schweift über die Anwesenden, aber das Einzige, was ich wahrnehme, sind die taxierenden, abschätzenden, gleichzeitig betont dezenten Seitenblicke. Ein Blick auf meine Uhr sagt mir, dass ich hier noch etwa eine halbe Stunde Konversation werde machen müssen. Ich beobachte, wie ich mich dem allgemeinen Gebaren anpasse, indem ich, geflissentlich nickend, Zustimmung und Interesse für die Ergüsse des jeweils Ranghöchsten in der versammelten Gruppe suggeriere.

»Und Sie möchten uns hier – im Anschluss an die wichtigen Punkte der Tagesordnung – Ihre ersten Ergebnisse bezüglich gewisser Diskrepanzen in der gegenwärtig angewandten Preispolitik einiger Produktbereiche vorstellen?« Ich blicke in ein Paar durchdringende blaue Augen und nicke dem drahtigen Mann, der es offenbar nicht für nötig hält, sich vorzustellen, höflich zu, dankbar für die unerwartete Beachtung, die man mir schenkt. Als ich zu einer Antwort ansetze, ergreift mein Chef das Wort, um weitschweifig zu erläutern, wie *er* darauf gekommen ist, dieser Thematik ein besonderes Augenmerk zu schenken. Ich frage mich, ob es mir schneller gelänge, mich einzuleben, würden sich diese Verhaltensmuster lediglich auf die hier Anwesenden beschränken und sich nicht wie ein roter Faden durch die sozialen Strukturen des gesamten Unternehmens, bis hin zu den verschiedenen Sekretariaten, ziehen. Ich wäre dankbar, wenn dieses Gefühl der Ohnmacht endlich in Gleichgültigkeit umschlüge. Wer bin ich denn schon – eine junge Frau, die ihre gesamte Energie darauf verwendet, von den erhabenen Managern Aufmerksamkeit und Anerkennung für ihre Arbeit zu erlangen? Gegen den Widerstand zahlreicher Konkurrenten, die mehr als ich, um jeden Preis, darauf erpicht sind, sich zu profilieren. Die Tür des Besprechungszimmers öffnet sich, ich merke, wie Nervosität Besitz von meinem Körper ergreift. Alles reduziert sich auf eine trockene Kehle und das Gefühl, nichts mehr tun zu können.

Dann ist alles vorbei. Meine Wangen glühen immer noch, ich befördere eine Ladung kaltes Wasser ins Gesicht, die kleine Toilette der Vorstandsetage bildet für einen Moment eine Art Rückzugsort. Der Applaus war alles andere als verhalten gewesen, die undurchdringlichen Mienen in der ersten Reihe hatten sich am Ende aufgehellt. Ich habe es geschafft, denke ich, ich bin da, wo so viele hin wollen, habe alles richtig gemacht, und wenn die nächsten Monate weiter so verlaufen, steht einer glänzenden Karriere nichts mehr im Wege. Aber diese Vorstellung ändert nichts an meinen Bauchkrämpfen. Ich appelliere an mich selbst, durchzuhalten. Für einen kurzen Moment halte ich inne. Wer ist diese Frau da im Spiegel, in dem adretten Kostüm, die mit einer selbstgefälligen Handbewegung die Haare aus dem Gesicht streicht? Hat sie zu sich selbst gesprochen oder zu dem kleinen zartgelben Schmetterling, der als Aufkleber den oberen rechten Spiegelrand ziert und die Flügel spannt, als wolle er unbedingt der Enge dieses Ortes durch die Dachluke entkommen? Das Stimmengemurmel von draußen dringt in mein Bewusstsein. Wie lange bin ich hier schon, schießt es mir durch den Kopf. Zu lange, sodass man mich schon vermisst? Höchste Zeit, endlich zu gehen.

Die Schafe blöken, der Traktor knattert über das benachbarte Feld, ich halte kurz an, genieße diese Geräuschkulisse. Dann fahre ich weiter mit meinem Fahrrad. Ich habe leichten Gegenwind. Ein Geruch von frisch gemähtem Gras und Blütenstaub liegt über dem Land. Ist es die Weite dieses Blicks über tief grüne Felder und Gärten, die dieses plötzliche Glücksgefühl auslöst? Oder die Selbstverständlichkeit eines Begriffs von zu Hause, die von den mit so viel Sorgfalt gepflegten Beeten, Hecken und Zäunen ausgeht? Kinder haben mit Kreide Hüpfspiele auf die Straße gemalt. Rechts zweigt eine breite asphaltierte Straße ab. Wenn ich sie nehme, bin ich schneller an meinem Ziel, sagt mein Verstand. Ich beschließe meinem inneren Drang nachzugeben und auf der Holperstraße weiterzufahren.

Ich habe das Gefühl, als hätte ich zum ersten Mal seit Jahren den richtigen Weg gewählt. Zweifelnde, enttäuschte, mitleidige Reaktionen, Erklärungen, die eingefordert werden, das Eingeständnis, dem Druck nicht länger standhalten zu wollen oder zu können – alles unbedeutend im Vergleich zu dieser Zuversicht, der Vorfreude auf das Richtfest bei den Freunden, auf die nächsten Tage. Ich lasse den Lenker los, spüre den Wind in meinen Haaren und habe das Gefühl, leichter geworden zu sein. Der Panzer aus Selbsttäuschung und Stolz ist abgebröckelt. An einem Gartentor stehen Nachbarinnen zusammen, reden über die aktuelle Regenknappheit und die Folgen für die Ernte. Eine von ihnen sieht mich und hebt lächelnd die Hand zum Gruß. Ich erkenne die Mutter einer alten Schulfreundin. Diese Verbundenheit ist es, die Kraft gibt, nicht Ehrgeiz und Aufstieg. Wie lange ich denn hier Urlaub mache, will sie von mir wissen. »Gott sei dank *muss* ich hier keinen Urlaub mehr machen«, erwidere ich mit einem strahlenden Lächeln. Seit langer Zeit weiß ich endlich wieder genau, was ich will. Danach habe ich mich so sehr gesehnt. Als sie etwas verständnislos guckt, sage ich: »Hier, auf dem Land. Ich *lebe wieder* – hier!«

Sonja Brier

Im Wein liegt die Wahrheit

Ich war Anfang dreißig, und mein langjähriger Freund Volker hatte mich verlassen. Zur gleichen Zeit verlor ich auch noch meinen Job als Redakteurin beim Radio. Ich fühlte mich, als stünde ich nackt vor Panzern. Eigentlich hatten Volker und ich eine Familie gründen wollen, aber er entschied sich stattdessen dafür, mit einer jungen Studentin auf Weltreise zu gehen. Mein Chef katapultierte mich aus der »Jung-und-Angesagt-Sendung« mit den Worten hinaus, ich würde doch jetzt besser in ein »älteres« Format passen. Ich sollte mir ein paar Gedanken machen, was ich anzubieten hätte. Er könnte mich dann vielleicht bei der Mittagssendung »Alles ab dreißig« unterbringen. Ich war gerade 32 Jahre alt geworden und man wollte mich nicht mehr. Ich erlebte am eigenen Leib, wie es sich anfühlt, wenn man nicht mehr »angesagt« ist.

Da ich meine Wohnung nicht auch noch verlieren wollte, musste ich mir schnell etwas einfallen lassen. Ich wusste ja, wie das funktioniert: Kämpfen. Ich hatte auch gleich ein paar Ideen und präsentierte sie meinem neuen Chef für das Mittagsmagazin. Eine davon war: Was hatte unsere Stadt für werdende Mütter und Väter zu bieten? Dieses Thema gefiel ihm besonders gut, und ich konnte loslegen. Warum ich gerade darauf gekommen war, weiß ich nicht. Vermutlich, weil ich mir ja auch ein Kind wünschte.

Bei meiner Recherche landete ich in einem kleinen Laden mit Möbeln für Babys. Ich schlängelte mich durch einen Pulk glücklicher Kleinfamilien und werdender Muttis. Das war eine Herausforderung. Aber die noch größere Herausforderung war der Geschäftsführer, mit dem ich das Interview machen wollte. Auf den ersten Blick gar nicht mein Typ. Fast ein bisschen zu normal. Ich bevorzuge eher die Rock and Roller-Typen. Aber als wir in seinem Büro saßen und ein paar Worte gewechselt hatten, war ich von seiner warmherzigen und interessierten Art völlig überwältigt. Für ein paar Minuten fragte ich mich sogar, wer hier eigentlich das Interview führt. Während ich versuchte mich auf meine Aufgabe zu konzentrieren, verhaspelte ich mich ständig. Ich war nicht so locker wie sonst, und mir fielen keine Fragen mehr ein. Er bemerkte meine Unsicherheit. Mit charmanter Souveränität erzählte er vom Konzept des Geschäfts, und mein Interview war gerettet.

Am Ende des geschäftlichen Teils eröffnete er mir, er sei froh, zwischen all den Wickelkommoden und Laufställen einmal einer Frau zu begegnen, die nicht werdende Mutter sei. Und es kam noch besser: Ob ich Lust hätte, mit ihm essen zu gehen? Natürlich hatte ich Lust. Ich fragte ihn, was denn mit den Kunden da draußen sei. Er winkte lächelnd ab und verwies auf seinen Partner Franz, mit dem er den Laden betrieb. Der schien mir nicht besonders begeistert, dass Nick sich aus dem Staub machen wollte. Damals schob ich das einfach auf den Umstand, dass er nicht allein im Laden stehen wollte. Ein Jahr später verstand ich besser, warum mir Franz damals einen solch missbilligenden Blick zugeworfen hatte.

Es war ein wunderschöner Abend, und ich hatte alle meine Sorgen für einen Moment vergessen. Wir konnten uns über alles unterhalten, und ich hatte das Gefühl, in Nick einen echten Mann getroffen zu haben. Ich erfuhr, dass seine letzte Beziehung zwei Jahre zurücklag, und dachte, nun hätte ich endlich jemanden getroffen, der sich Zeit nahm, bevor er sich in die nächste Beziehung stürzte.

Den wahren Grund für sein Verhalten erfuhr ich kurz vor der Geburt unseres Kindes. Eigentlich ging alles ganz schnell. Wir hatten aufregende Zeiten, und über Verhütung sprachen wir nur, als ich ihm sagte, dass ich die Pille nicht nehme, worauf er lächelnd antwortete: Wenn es passiert, dann passiert es halt. Ich konnte mein Glück kaum fassen. Ein halbes Jahr später war es dann passiert: Ich war schwanger. Als das Ergebnis hundertprozentig feststand, stürmte ich zu Nick und malte mir auf dem Weg die Letta-Familie in den schönsten Farben aus. Nick zog mich schnell aus dem Laden ins Café um die Ecke. Plötzlich fand er, es ginge doch alles ein bisschen schnell.

Wütend ließ ich ihn dort sitzen. Eigentlich war ich auf Wolke Sieben. Mein Kinderwunsch war endlich in Erfüllung gegangen. Ich versuchte mir einzureden: Wenn das Kind erst einmal da ist, würde er sicher die Familie mit mir gründen, nach der ich mich sehnte. Aber wir sahen uns immer seltener. Wir hatten auch keinen Sex mehr miteinander. Nick schob geschäftliche Probleme vor. Meine Freundinnen rieten mir, ihm Zeit zu geben. Wenn das Kind ihn das erste Mal anlächelte, würde er nicht widerstehen können. Inzwischen war auch Volker von seiner Weltreise zurückgekommen. Er war ziemlich traurig. Die junge Studentin hatte ihn sitzen gelassen. Und ich war wohl auch nicht mehr zu haben. Doch Nick zog sich mehr und mehr zurück, und Volker schlich sich wieder in mein Leben ein. Wir wurden gute Freunde.

Als ich im sechsten Monat war, wollte ich endlich Klarheit. Ich wollte von Nick wissen, ob es eine Perspektive für uns gab. Da gestand er mir das Unfassbare: Er habe in den letzten Wochen sehr viel nachgedacht. Aber er könne keine Familie gründen, so wie ich es mir vorstellte. Ich verstand kein Wort von dem, was er sagte. Ich glaube, nicht mal Nick selbst verstand, was in ihm vorging. Er fing an zu weinen und stammelte immer wieder, dass er sich ein Leben mit mir nicht vorstellen könne, er fände mich zwar großartig, und ich würde eine tolle Mutter werden, aber mehr eben nicht. Ich war völlig verwirrt. Hatte er eine andere? War seine Ex wieder aufgetaucht?

Plötzlich suchte er meine Nähe. Er berührte mich zärtlich, und wir hatten, wie am Anfang unserer Beziehung, eine unglaublich schöne Nacht. Ich konnte ihm einfach nicht widerstehen. Ich sagte mir immer wieder, dass er einfach Angst vor der Verantwortung hatte. Ich versprach ihm, dass wir das alles hinbekommen würden. Und wenn er Zeit bräuchte, würde ich sie ihm lassen. Aber am nächsten Morgen konnte er die Fassade nicht mehr aufrechterhalten. Es sprudelte aus ihm heraus: »Ich liebe nicht nur Frauen, ich liebe auch Männer.« Es tue ihm alles schrecklich leid. Er habe gedacht, er könnte beides leben. Aber das könne er nicht. Er wolle sein Leben mit einem Mann verbringen. Ich stand völlig unter Schock. Als er mir dann auch noch gestand, dass sein Partner Franz nicht nur sein Geschäftspartner sei, warf ich ihn raus.

Wenige Tage später kam ein Brief von den beiden. Sie wollten mich in jeglicher Hinsicht unterstützen. Nun war mir endgültig klar, wie wenig meine Wunschvorstellungen mit der Realität zu tun hatten. Wir hatten uns gegenseitig benutzt. Nick hatte herausfinden wollen, zu welchem Geschlecht er sich mehr hingezogen fühlte. Und ich wollte Volker vergessen und hatte alle meine Wünsche auf Nick projiziert. Da saß ich nun vor dem Scherbenhaufen meines Lebens, mit einem dicken Bauch.

Jetzt zählte nur noch eins: Wie komme ich aus dieser Krise heraus, und wie werde ich eine glückliche Mutter? Ich packte wie in Trance meine Koffer und wollte nur noch weg. Ich fuhr zum Flughafen. Mein Ziel: Eine Woche in ein warmes Land, eine Woche nur ich und der dicke Bauch. Ich fand in einem kleinen Hotel in Portugal die Ruhe, die ich brauchte. Ich war am Ende. Keine Sonnenbrille konnte den Schmerz, den ich weggeweint hatte, noch verdecken, mein Gesicht war rot und geschwollen von den vielen Tränen.

Das Hotel wurde von einer älteren Frau betrieben, und ihr verdanke ich den besten Ratschlag, den ich je bekommen habe. Am Abend vor meiner Abreise stellte sie mir ein Glas Rotwein vor die Nase: »Trink deinen letzten Wein, bekomme dein Baby, und du wirst das größte Glück deines Lebens erfahren. Ich bin mir sicher, dass du und dein Kind ein tolles Leben haben werdet. Verzeih dem Vater deines Kindes und lebe dein Leben. Und wenn du das getan hast, dann kommt die Liebe eines Mannes in dein Leben.« Sie nahm mich ganz fest in die Arme und ging. Ich habe sie nie wieder gesehen.

Tim ist inzwischen drei Jahre alt, und ich bin wirklich eine sehr glückliche Mutter. Volker und ich haben vor einem Jahr geheiratet. Wir können keine eigenen Kinder bekommen, weil Volker unfruchtbar ist. Franz und Nick, was soll ich sagen, sind die Patenonkel von Tim geworden. Wenn Tim alt genug ist, wollen wir ihn aufklären. Derzeit hat er eine Mutter, einen Vater und zwei tolle Onkel.

Ruth Edelmann-Amrhein

Wie ich zu meinem Mann fand

Das Telefon klingelte. Es wird doch nicht schon wieder »Hallo, hier ist Annemarie, hast du mal kurz Zeit für mich?« sein. Doch, sie war es! Ich hatte meine Freundin Annemarie am Apparat. Zeit? Nein, ich hatte keine Zeit, überhaupt keine Zeit hatte ich, denn ich stand ratlos vor meinem Kleiderschrank, den legendären Satz auf der Zunge: »Ich hab nichts anzuziehen.« »Annemarie«, stotterte ich etwas verlegen, denn bisher hatte ich es nie fertiggebracht, sie abzuwimmeln. Schließlich war sie eine verlassene Ehefrau, die Höllenqualen durchlitt und die es liebte, diese mit mir zu teilen.

In der Tat litt ich mit ihr, aber, um ehrlich zu sein, bestand mein Leiden in erster Linie darin, mir das ganze Desaster täglich mindestens zwei Mal in epischer Breite anhören zu müssen. Und das, obwohl auch ich wieder Single war, Mitte 40 und mit zwei pubertierenden Knaben im Gepäck. Eigentlich war ich mit mir selbst mehr als ausreichend beschäftigt. »Annemarie, sei mir nicht böse, ich habe heute Abend noch ein Date«, gab ich etwas kleinlaut zu. Sie ließ mich gar nicht weiterreden, sondern meinte nur: »Also, wie du das immer machst, sag bloß, aber weißt du, der Herbert …«, »Annemarie«, unterbrach ich sie, »du, heut geht es wirklich nicht, ich melde mich morgen Nachmittag bei dir, ist das in Ordnung?« »Ist Okee,« klang es gedehnt aus meinem Telefon, »ich bin zu Hause, wo soll ich auch sonst sein, also tschüss«, und schon hatte sie aufgelegt.

Ich atmete tief durch und griff entschlossen zu einem roten Twinset und einem gemusterten Seidentuch. Dazu würde ich eine schwarze Hose tragen. Das war gewiss nicht der absolute Hit, aber es entsprach meinem klassisch-sportlichen Stil, und schließlich wollte ich ja nicht aufreizend in Erscheinung treten. Ich würde meine Perlenkette und die dazugehörenden Ohrstecker tragen, ein leichtes Make-up auflegen und meine dunkelbraunen, halblangen Haare waschen und in Locken legen. Skeptisch betrachtete ich mein Spiegelbild. Sollte ich es wirklich noch einmal tun? Sollte ich mich tatsächlich noch einmal dieser frustrierenden Erfahrung aussetzen, einen Mann zu treffen, mit dem ich übers Internet Kontakt aufgenommen hatte?

Eigentlich war ja Evi daran schuld, dass ich mich auf dieses Spiel eingelassen hatte. Jeden Morgen begrüßte sie mich im Büro mit einem Satz dieser Art: »Da hab ich ja wieder ein unglaublich tolles Objekt entdeckt, schau mal, fünf Zimmer, 160 Quadratmeter, und ein schöner, großer Garten ist auch dabei, was hältst denn du davon? Also, da muss ich unbedingt gleich das Exposé anfordern …« Evi war in Stuttgart und Umgebung bei sämtlichen Immobilienmaklern vermutlich bekannt wie ein bunter Hund. Wie sagte sie doch eines Tages lachend zu mir: »Weißt du, ich glaube, wenn die meinen Namen hören, dann geht denen schon die Muffe.« Es gab nämlich kein »Objekt«, das je Evis Zustimmung gefunden hätte. Warum auch, sie betrieb den Spaß aus reiner Einsamkeit, um ihre Abende und Wochenenden zu füllen. Dann träumte sie sich in eine schöne, heile Welt, eine Welt mit Mann und Kind in einem der unzähligen Objekte, die sie über die Jahre besichtigt hatte.

»Mein Gott, Evi«, sagte ich schließlich an einem Montagmorgen zu ihr, »warum suchst du dir nicht einfach einen Mann, auch diese ›Objekte‹ findest du zuhauf im Netz, versuche es doch mal damit!« Evi lachte und meinte nur trocken: »Ich alte Schachtel? Was soll ich denn in meinem Alter noch mit einem Kerl anfangen, aber du, du bist doch noch jung mit deinen gerade mal fünfundvierzig Jahren, warum suchst du dir nicht noch mal einen?« Das saß! Ich konnte ihr nicht einmal widersprechen. Im Stillen hatte ich tatsächlich schon hin und wieder mit dem Gedanken gespielt, diesen Weg einzuschlagen. So kam es, dass ich mich in einer »seriösen« Partnerbörse registrieren ließ und nun der Herren harrte, die da kommen sollten. Und sie kamen.

Heute nun hatte ich schließlich wieder ein Date. Ich hatte mich angekleidet, frisiert und geschminkt und war auf dem Weg in die Weinstube, in der ich mich neuerdings verabredete. Der Wirt war eingeweiht und behielt mich stets mit einem nur für mich erkennbaren Grinsen im Auge. Nach meiner letzten Pleite mit »Winnetou« war ich sehr gespannt darauf, welche Überraschung mich heute erwartete. Die Geschichte mit »Winnetou« war in ihrer Art allerdings kaum zu übertreffen. Da hatte mir doch ein potenzieller Kandidat ein Foto zugesandt, das mich gewissermaßen vom Hocker riss. »Annemarie, kann ich kurz vorbeikommen, ich muss dir was zeigen, ein Mann, ein Traum, genau mein Typ, halblanges schwarzes Haar, große braune Augen und ein Lächeln, sag ich dir, so etwas hast du noch nie gesehen, und genau der will sich mit mir treffen …«, rief ich an diesem Abend aufgeregt in den Hörer. Annemarie erwies sich als echte Freundin. »Kannst vorbeikommen, den Kerl schau ich mir gerne mal an«, sagte sie, nun doch etwas neugierig geworden. Gemeinsam hatten wir daraufhin das Foto bestaunt und waren ins Schwärmen geraten. Nur drei Tage später sollte ich ihn treffen. Es war der weiteste Weg, den ich je für ein Date zurückgelegt hatte. Ich fuhr dafür extra an den Bodensee. Zum verabredeten Zeitpunkt trat mir ein älterer Herr entgegen. Sein lichtes Haar und sein tief zerfurchtes Gesicht ließen unschwer sein fortgeschrittenes Alter erkennen. Als er mir in die Augen sah, war mir, als hätte ich ihn irgendwann schon einmal gesehen ... »Hallo, du bist also Ruth«, stellte er mit Grabesstimme fest, und gerade als ich Luft holte, um ihm die unvermeidliche Frage zu stellen, weshalb sein Sohn nicht persönlich erschienen sei, denn nur so konnte es sein, stellte er sich mir auch schon vor. Es handelte sich tatsächlich um »Winnetou«, allerdings in einer deutlich späteren Ausgabe. Das Foto zu Hause auf meinem Nachttisch war 35 Jahre alt.

Inzwischen war ich vor der Weinstube angekommen und stellte mit Schrecken fest, dass der angekündigte silbergraue Daimler gerade vorfuhr. Keine Zeit mehr durchzuatmen! Dann stieg er aus, mein Dating-Partner für diesen Abend. Ich wollte fliehen, doch es war zu spät, er hatte mich bereits entdeckt. Mit Schritten, die an John Wayne erinnerten, kam er in seiner knallengen Jeans auf mich zu. Ich konnte eine schwarze Lederjacke, ein weit geöffnetes Hemd, tiefschwarzes Brusthaar und eine schwere Goldkette, die an seinem Hals blitzte, erkennen, und dann war meine Stimmung auch schon auf den Nullpunkt gesunken. Es wurde ein kurzer Abend, an dem ich, ob ich wollte oder nicht, doch recht viel über das Thema Liebe in der praktischen Form erfuhr. Frustriert fuhr ich nach Hause und kam zu dem Entschluss, mein weiteres Leben ohne männliches Wesen an meiner Seite zu verbringen. Es sollte offenbar nicht sein, auch gut, ich hatte es immerhin versucht. »Annemarie, ich melde mich im Dating-Club ab,« sagte ich ihr am folgenden Abend frustriert, aber erst, nachdem ich mir zuvor zwei Stunden die Geschichte von Herbert angehört hatte, zum geschätzten fünfhundertsten Mal. Ich ertappte mich dabei, wie ich insgeheim Verständnis für Herbert entwickelte. »Wenn du meinst«, sagte sie nur und gähnte mir ins Ohr. »Gute Nacht, Annemarie«, »Gute Nacht, Ruth.«

Da saß ich nun, allein mit meinem Glas Rotwein, und überlegte. Noch ein Mal, ein einziges Mal, wollte ich einen Blick auf die Herren im Netz werfen, um mich dann für immer aus dem Dating-Club zu entfernen. Ohne irgendetwas zu erwarten, ließ ich meinen Blick durch die Rubriken schweifen, doch halt, was war das? Eine äußerst ansprechende Überschrift ließ mich innehalten. Dann las ich den Text, ich las ihn wieder und wieder, und bei jedem Wort war mir, als erklinge eine innere Saite in mir. So etwas hatte ich ja überhaupt noch nie gelesen. Was sich wohl für ein Mensch hinter solchen Zeilen verbarg, das fragte ich mich. Der Verfasser hatte kein Foto von sich eingestellt. Sollte ich es noch einmal riskieren und dabei auch noch meinem Grundsatz untreu werden, der da lautete: Schreibe keinen Mann an, sondern warte, bis du angeschrieben wirst – und bestehe auf einem Foto, damit du dir wenigstens eine ungefähre Vorstellung von deinem Gegenüber machen kannst. Lange dachte ich nach, schließlich fasste ich mir ein Herz und schrieb …

»Er hat geantwortet«, rief ich voller Begeisterung zwei Wochen später in den Hörer, nachdem ich mir geduldig eine Stunde das Neueste aus Annemaries Leben angehört hatte. Ihr Mann hatte sie verlassen, das war die Einleitung, die ungefähr dreißig Minuten in Anspruch genommen hatte. In Teil zwei des Gespräches hatte ich erfahren, dass sie sich auf einen One-Night-Stand eingelassen hatte und nun die Zeit wartend in der Nähe des Telefons verbrachte, in der Hoffnung auf einen Anruf und eine Wiederholung des erfreulichen Ereignisses. »Triffst du ihn auch bald einmal?«, wollte sie dann doch von mir wissen. »Ja, wir treffen uns kommenden Samstag um drei vor dem Kongresszentrum in Böblingen«, antwortete ich begeistert. Dann musste ich wieder ein offenes Ohr haben für Annemaries Ausführungen über ihre neue potente Errungenschaft, die schließlich auch gar nicht so uninteressant waren …

Heute also war der große Tag, heute würde ich ihn treffen. Drei Wochen hatten wir uns nun in langen, ehrlichen und oftmals tiefgründigen Mails ausgetauscht. Auch ein Foto hatte ich inzwischen erhalten. Was ziehe ich nur an? Wieder stand ich verzweifelt vor dem Kleiderschrank und raufte mir die Haare. Heute war alles anders. So vieles hatten wir bereits aufgebaut allein durch unsere Mails. Er kannte meine Sorgen, meine Ängste, meine Nöte. Schließlich hatten wir telefoniert. Seine Stimme war so warm, so sympathisch gewesen. Ich merkte, wie meine Knie zu zittern begannen: Was mache ich, wenn ich ihm nicht gefalle, oder er mir nicht, wenn er doch nicht so sympathisch ist, wie er bisher auf mich gewirkt hat, oder wenn zwischen uns beiden die Chemie nicht stimmt? Was mache ich dann bloß?

Ich ließ mich auf den Bettrand sinken und versuchte meine Nervosität zu bekämpfen. In Böblingen wollten wir uns treffen, auch das noch, ich war vorher noch nie dort gewesen, aber die Kongresshalle würde ich schon finden, er hatte mir den Weg ja auch so gut beschrieben. Schließlich gelang es mir sogar, ein Kleid anzuziehen, die entsprechenden Schuhe zu finden und ein dezentes Make-up aufzulegen. Und dann befand ich mich auf dem Weg nach Böblingen.

Böblingen – Stadtmitte, verflixt, wo war nur die Kongresshalle? Da war ein Wegweiser, noch einmal links abbiegen, und dann lag sie vor mir, die große Halle und der dazugehörende Parkplatz. Ich sah, dass ich bereits fünf Minuten zu spät war. Aber einen schwarzen Golf konnte ich auf dem großen, merkwürdigerweise menschenleeren, Parkplatz nicht entdecken. Ich atmete durch. Er hatte sich offensichtlich auch etwas verspätet. Die Minuten verstrichen, niemand kam. Hatte er mich versetzt? Das passte so gar nicht zu diesem Mann, oder etwa doch? Schließlich kannte ich ihn nicht wirklich. Vielleicht hatte er es sich noch anders überlegt. Vielleicht, weil er von meinen beiden pubertierenden Söhnen wusste, von den Problemen, die bei Kids in dem Alter nie ausblieben.

Dann klingelte mein Handy. Aufgeregt zog ich es aus meiner Handtasche und ließ es prompt fallen. Es verstummte. Dann klingelte es erneut. »Hallo«, rief ich, und eine verzagte Stimme am anderen Ende fragte: »Wo bist du denn, wir wollten uns doch heute treffen?« »Ich stehe seit Ewigkeiten hier auf dem Parkplatz der Kongresshalle«, stieß ich hervor. Er antwortete: »Vor der Kongresshalle? Das kann nicht sein, da stehe ich und warte auf dich …« Ich sah auf die große Halle vor mir, und was las ich? Sporthalle Böblingen! »Du hast recht«, sagte ich kleinlaut, »ich stehe zwar in Böblingen, aber nicht vor der Kongresshalle, sondern vor der Sporthalle.« Es war mir so peinlich. Geduldig beschrieb er mir den Weg und ich fand tatsächlich die Kongresshalle, dem Parkplatz – und ihn.

Nie werde ich den Augenblick vergessen! Er saß auf einem Stein. Ich schlich mich von hinten an ihn heran. Das war er also, der Mann, der so vieles von mir wusste, der mein Vertrauen besaß, schon bevor ich ihm leibhaftig gegenübergestanden hatte. Der Mann, der so gut zuhören und trösten konnte, dessen Ratschläge ich nicht mehr missen mochte. Ich sah seinen schwarzen Lockenkopf, den er nach rechts und link wendete, um mich nicht zu verpassen. Mein Herz flog ihm zu. »Ich bin da«, sagte ich leise und er drehte sich um.

Ich wusste sofort, dass mein Herz sich nicht irrte. Viel zu schnell verging der wunderbare Nachmittag. Wie gerne hätte ich noch den Abend mit ihm verbracht, doch er, ganz Gentleman, brachte mich zu meinem Auto und verabschiedete sich formvollendet. Schnell habe ich mein Fahrzeug aus der viel zu engen Parklücke herausmanövriert, da rief er mir noch lachend nach: »Zu was braucht eine Frau, die so gut Auto fahren kann, einen Mann?« Dann winkte er mir ein letztes Mal zu, drehte sich um und ging davon.

Wie vom Donner gerührt krallte ich mich an meinem Lenkrad fest. Ich konnte nicht glauben, was ich da soeben gehört habe. Was sollte das bedeuten? Eine Absage? Ganz klar, das war eine Absage gewesen, ich brauchte keinen Mann und ihn schon gar nicht, das wollte er wohl offensichtlich mit diesem Satz zum Ausdruck bringen. Verzweifelt machte ich mich auf den Heimweg, Tränen liefen über mein Gesicht. Dieser Mann, dieser Mensch war derjenige, nach dem ich mein Leben lang gesucht hatte, von dem ich schon nicht mehr geglaubt hatte, dass es ihn überhaupt gab. Und ich, ich war offenbar nicht mehr als eine Enttäuschung für ihn. Als ich zu Hause angekommen war, fragten meine Jungs, weshalb ich ein so verheultes Gesicht habe. »Lasst mich in Ruhe«, schnupfte ich, »eure Mutter hat eine Krise.«

Wenige Stunden später summte mein Handy. Eine SMS! *»Liebste Ruth, danke für den wundervollen Nachmittag, ich habe soeben vor Aufregung ein Steak in Kohlenstoff verwandelt … Wann sehen wir uns wieder?«* Wieder flossen meine Tränen, diesmal vor Freude. Meine Jungs fragten nur lakonisch: »Mom, hast du noch immer deine Krise?« »Ja, meine Lieben«, antwortete ich, »aber diesmal ist es die schönste Krise meines Lebens.«

S. Flow

Das passiert doch nur anderen

Es tut mir leid.« Ein Satz, der mein Leben vollkommen verändert. In dem Moment, wo ich die Worte höre, ist mir das noch nicht klar. Aber meine Welt bricht genau in diesem Augenblick zusammen und zwar mit solcher Macht, dass eigentlich auch die Wohnung, meine Küche und der Stuhl, auf dem ich sitze, mit mir zusammenbrechen müssten. Aber das passiert natürlich nicht. Auch ich selbst halte meine Fassade aufrecht. Müsste ich nicht schreien und toben? Doch ich bin wie gelähmt. Mir fällt in diesem Moment gar nichts ein. Der Satz trifft mich völlig unvorbereitet. Trennung – Scheidung – das passiert doch nur anderen! Doch nicht mir! Das darf nicht sein! Was wird aus meinem Leben? Das ist tatsächlich die erste Frage, die ich mir stelle. Alles ist doch mit meiner Ehe verknüpft: Der Sommerurlaub auf Mallorca, die nächste Geburtstagsfeier, Familienplanung – es gab diesen Weg, den ich ganz klar vor mir sah. Nun liegt alles im Nebel. Ich habe noch nicht einmal einen Plan für den nächsten Tag.

Gleichzeitig blicke ich in zwei traurige Augen. Kann ich darin etwas erkennen? Sind da noch Gefühle? Ich nehme meine Kraft und meinen Mut zusammen. Will nichts unversucht lassen: »Ich bitte dich jetzt: Geh nicht! Du kannst jetzt nicht einfach so gehen!« Ich weiß, wenn er jetzt geht, ist es vorbei. Dann geht etwas in mir kaputt, das sich nicht mehr heilen lässt. Verzweifelt blicke ich in seine Augen. Suche eine Reaktion. Ein Zeichen, dass meine Worte bei ihm angekommen sind. Aber da ist nichts mehr. Er ist bereits gegangen – viel früher schon. Jetzt arbeitet er nur noch etwas ab, was endlich erledigt werden muss. Ich habe verloren. Ich habe ihn verloren. Wir haben uns verloren. Er sagt noch etwas – redet, erklärt, entschuldigt sich. Es ist der verzweifelte Versuch, etwas erträglich zu machen, was nicht erträglich zu machen ist. Ich höre nicht zu, denn es ändert nichts. Er hat soeben eine Bombe in mein Leben geworfen und verlässt es jetzt. Lässt mich allein in den Trümmern zurück. Ich sitze reglos am Küchentisch – auf diesem Plastikstuhl, für den immer noch die Stuhlkissen fehlen. Die nackte Haut meiner Oberschenkel klebt auf der Sitzfläche. Ich weiß nicht, wohin mit mir. Kein Weg! Kein Ziel!

Wie viele Stunden sitze ich hier schon? Unfähig, irgendetwas zu tun! Kann noch nicht einmal denken – mein Kopf ist tatsächlich leer. Jeder Meditationslehrer wäre stolz auf mich. Irgendwann lege ich mich einfach auf die Couch. So muss ich nicht einmal mehr meinen Körper halten. Ich könnte telefonieren. Meine Freundinnen wären für mich da. Ich könnte mich beim Sport richtig auspowern oder einfach auch nur total ausrasten. Aber ich komme noch nicht einmal auf diese Ideen. Ich mache wirklich einfach nichts und spüre auch nichts. Das nennt man wohl Schock. Keinen Schmerz. Keine Gefühle. Nur diese absolute Leere in mir! Aber selbst die kann ich nicht einordnen – nicht bewerten. Sie ist eben einfach da.

Was um Himmels willen soll ich tun? Ich muss etwas tun – und fange an zu putzen. Bad, Küche, Fenster – nichts ist vor mir sicher. Obwohl ich diese Situation selbst als so unwirklich erlebe, wische, schrubbe und feudle ich weiter alles ab. Die Wohnung ist inzwischen so sauber – ich könnte tatsächlich vom Fußboden essen. Irgendwann ruft Claudia an. Automatisch gehe ich beim Klingeln ans Telefon und bin im gleichen Moment erstaunt darüber. Sie rettet meinen Keller vor mir und kommt sofort vorbei. Endlich kann ich reden.

Ich höre gar nicht mehr auf. Ich erzähle ihr, was passiert ist, und von meinen Gedanken, die mir inzwischen im Kopf herumschwirren und die sich nicht einfach durchs Putzen wegwischen lassen – ich rede und rede. Aber es kommen keine Tränen. Es ist, als ob ich abgestorben wäre. Ich spüre, wie unnatürlich sachlich und distanziert ich über dieses ganze Drama berichte, und finde es selbst befremdlich. Aber das Reden tut gut. Es nimmt den Druck von mir.

Auch wenn nichts mehr so ist, wie es mal war, und auch wenn es nie wieder so sein wird: Die äußeren Umstände sind geblieben. Häufig verfluche ich sie, und an manchen Tagen hasse ich sie regelrecht. Aber ganz häufig stützen sie mich auch und geben meinem Tag Struktur: die Wohnung, mein Job, Einladungen zu Feiern und Veranstaltungen, mein Sportkurs und der Musikunterricht. So muss ich einfach weitermachen, auch wenn ich dabei häufig nur eine Rolle spiele. Mein Mund lächelt, aber ich fühle dieses Lächeln nicht. Ich gehe ins Büro und erledige meine Arbeit, doch nichts von alldem ist mir wichtig. Ich funktioniere, aber nichts berührt mich. Alles scheint ganz weit weg, und ich lege eine Gleichgültigkeit an den Tag, die ich so überhaupt nicht von mir kenne. Ich habe nur einen Gedanken: »Meine Ehe ist zu Ende!« Dagegen verblasst alles andere.

Irgendwann spüre ich den Schmerz. Er bohrt sich in mein Innerstes. Er reißt mich nieder und lässt mich verzweifeln. Nächtelange heule ich, weine so viele Tränen, dass ich nicht mehr weiß, wo ich meinen Kopf niederlegen soll, ohne auf einen nassen, kalten Fleck zu treffen. Erst jetzt spüre ich, wie viel in mir zerbrochen ist – durch ein paar Worte. Mein Urvertrauen in die Liebe. Mein Glaube an die Ehe. Ich weiß, ich werde daran nicht sterben. Es wird mich nicht umbringen, aber ich weiß auch: Nichts wird wieder so sein, wie es war. Ich habe diese Sicherheit verloren. Und immer wieder diese

Fragen: Warum? Hätte ich etwas ändern können? Fragen, auf die ich keine Antwort bekomme. Sie werden für immer offen bleiben. Wenn ich dann irgendwann erschöpft einschlafe, träume ich wirres Zeug. Das strengt an und kostet Kraft. Am nächsten Morgen wache ich auf. Ich blicke ins Zimmer und einen kurzen ersten Moment spüre ich das alles nicht. Doch dann ist auch die Erinnerung wach, und alles ist wieder da. In meiner Trauer und Verzweiflung schreibe ich viele Briefe – ohne sie abzuschicken. Ich wünsche mir so sehr ein Zeichen von ihm – aber es bleibt still. Ich kann es kaum ertragen. Ich habe damals keine Teller geworfen. Ich habe nicht geschrien. Jetzt könnte ich alles nachholen! Diese Verzweiflung setzt so viel Energie frei – dabei bin ich eigentlich vollkommen fertig, müde und kaputt. Ich hasse das, was mir passiert ist! Dass er gegangen ist! Dass ich das ertragen muss! Dass ich nichts tun konnte. Das ist nicht das Leben, das ich mir vorgestellt habe. Wo geht's hier zur Reklamation? Ich will das nicht!

So stapfe ich dennoch Schritt für Schritt hinaus in mein neues Leben. Ich erledige Formalien wie den Steuerklassenwechsel. Lasse Versicherungen umschreiben und ändere Daueraufträge. Außerdem suche ich mir endlich ein eigenes Auto – kümmere mich um die Verträge, Versicherung und Anmeldung. Da ist niemand mehr, der mir diese lästigen Dinge abnehmen würde. Im Winter setze ich mich sogar mit dem Kamin auseinander. Während er bei meinem Mann immer brav funktionierte, gibt es bei mir häufig nur viel Rauch und kein knisterndes Feuer. Egal wie ich das Holz auch schichte und das Anmachholz verteile. Aber ich gebe nicht auf. Drohe ihm mit Brandbeschleuniger und dem Schornsteinfeger. Er erträgt meine Flüche und Wutausbrüche, und langsam freunden wir uns an. Irgendwann habe selbst ich das richtige Verhältnis von Anmachholz, Holzscheiten und Zugluft gefunden. Außerdem sind Grillanzünder eine wahre Wunderwaffe. So meistere ich viele neue Herausforderungen. Ich habe ja auch keine andere Wahl.

Nur ein Problem wird immer größer: mein Urlaub. Zum ersten Mal in meinem Leben habe ich zu viele Urlaubstage. Ich weiß nicht, wohin damit! Ein Luxusproblem, aber für mich wird es langsam zu einem echten Problem. Mein Chef liegt mir ständig in den Ohren, wann ich denn nun meinen Jahresurlaub nehmen würde, und ich finde niemanden, der mit mir 14 Tage in den Urlaub fliegt. Alle haben Familie oder einen Partner und allein mag ich nicht fliegen. Und bloß keine Gruppenreise! Leider kann man auf Ebay keine Urlaubstage versteigern. Eine Woche zu Hause könnte ich vielleicht noch aushalten, aber 14 Tage?! Es nützt nichts, ich brauche einen Plan. Der Urlaub muss organisiert werden.

Wie so häufig im Leben hilft der Zufall. Im Internet lese ich, dass für die Leichtathletik-WM in Berlin Volunteers gesucht werden. Volunteers unterstützen ehrenamtlich Großveranstaltungen und erhalten gleichzeitig einen Einblick hinter die Kulissen. Ich bewerbe mich und fahre mit dem Zug nach Berlin – per Wochenendticket, damit sich die Kosten im Rahmen halten. Übrigens das einzige und definitiv letzte Mal! Ich bin ewig unterwegs! Dann spuckt mich der Zug aus, und ich stehe am Berliner Hauptbahnhof – komme mir vor wie die Kleine vom Dorf! Ist doch alles eine Spur größer hier. Doch ich frage mich zum Olympiastadion durch, bestehe das Interview und bekomme die Zusage. Die Entscheidung ist gefallen: Ich fahre in meinem Urlaub zur Leichtathletik-WM nach Berlin. Fehlt nur noch die Unterkunft. Per Mail schicke ich eine Anfrage an meine Freunde: »Arbeite als Volunteer bei der Leichtathletik-WM und suche in dieser Zeit eine Unterkunft in Berlin. Brauche nur ein Dach über dem Kopf. Bin stubenrein und schnarche nicht!« Ich bekomme viele Rückmeldungen von Freunden, die hier und dort nachfragen wollen.

Doch der entscheidende Tipp lässt auf sich warten. Dann erfahre ich, dass eine frühere Schulkollegin gerade nach Berlin gezogen ist. Ich frage bei ihr nach und sie sagt einfach »Ja.« Ohne lange zu zögern. Ohne Genaueres zu wissen. Als sei es das Selbstverständlichste: »Ja, du kannst bei mir wohnen.« Kein: »Vielleicht!« Kein: »Mal sehen!« Keine Einschränkung! Ich bin begeistert!

Und es bleibt bei dieser Zusage. Ich fahre tatsächlich nach Berlin und erlebe als Volunteer die Leichtathletik-WM hautnah mit. Innerhalb weniger Tage lerne ich so viele unterschiedliche und interessante Leute kennen und werde Teil des großen Ganzen. Die Leichtathletik-WM wird zu meiner Veranstaltung. Und auch Berlin kommt mir sehr nah – wird zu meiner Stadt, weil ich quasi dort wohne. Ich muss nicht mehr ständig die Straßenkarte rausholen, um mich zu orientieren. Ich steige nicht mehr zögernd in die S-Bahn ein. Ich gehöre dazu. Es ist, als würde ich in dieser Zeit in ein anderes Leben eintauchen. Und ich merke: Um mich herum kann sich ganz viel verändern. Aber ich selbst bleibe. Das Leben ist ständig im Fluss. Nichts ist ewig. Mal dauert etwas länger, mal ist es kürzer. Aber wir sind ständig Veränderungen ausgesetzt. Wir sehen einen Weg vor uns, aber wir kennen ihn nicht wirklich. Manches können wir beeinflussen, manchem sind wir ausgeliefert. Das müssen wir annehmen und akzeptieren. Wir haben keine andere Chance. Eines ist entscheidend: Wir haben immer uns selbst, und wir haben es selbst in der Hand, was wir aus diesen Situationen machen.

Für entscheidende zehn Sekunden darf ich meinen Volunteer-Arbeitsplatz verlassen, um das Finale im 100-Meter-Sprint der Herren live im Stadion zu sehen. Die Sprinter treten an die Startlinie. Ich hätte nie gedacht, dass 50 000 Zuschauer so still sein können. Eine irre Atmosphäre. Es liegt eine Spannung in der Luft, die fühlbar und einfach unglaublich ist! Ich fühle! Ich kann wieder spüren! In diesen Minuten verliert alles andere an Bedeutung. Ich bin ganz in diesem Moment. Keine quälenden Gedanken zur Vergangenheit. Keine Unsicherheit über die Zukunft. Ich bin jetzt in diesem Moment nur im Berliner Olympiastadion und genieße die Gegenwart. Es dauert scheinbar endlos, dann fällt der Startschuss, und die Anfeuerungsrufe brechen los. Ich schreie mit. Die ganze Anspannung im Stadion entlädt sich – auch meine eigene. Nach langen zehn Sekunden holt Usain Bolt Gold.

Es ist schon nach Mitternacht, doch die Straßenbahnen werden noch mit Fans überfüllt sein. Ich sitze daher auf der Zuschauertribüne im Olympiastadion und lasse die Atmosphäre auf mich wirken. Die Ränge sind leer, bis auf einen harten Kern jamaikanischer Fans, deren Fangesang kein Ende nimmt. Gerade einmal 40 Minuten sind vergangen, und der Weltrekord hängt noch in der Luft. Auch wenn es nicht mein Plan war, und mein Leben hätte anders verlaufen sollen. In diesem Moment stelle ich fest, dass es sich genau richtig anfühlt. Hier in Berlin zu sein. Das alles zu erleben und mich den vielen Herausforderungen zu stellen. So tolle Erfahrungen und Erlebnisse, die ich ohne Trennung nie gehabt hätte. Ich bin in diesem Moment einfach nur sehr, sehr zufrieden. Auch wenn der vorgezeichnete Weg zugeschüttet worden ist. Ich habe einen anderen Weg gefunden. Er ist anders, aber spannend. Ich freue mich darauf, erst einmal diesen Weg zu gehen.

Silke A. Fritz

Auszeit

Wie ein Geschoss flog der Turnschuh quer durchs Wohnzimmer. Gut, dass die Kinder nicht da waren. Für sie hätte es bei solch einer Aktion mindestens zwei Tage »Fernsehverbot« oder »Hausarrest« gegeben. Wie hätte ich es erklären sollen, dass sich ihre eigene Mutter zu einer »No-Go-Aktion« hinreißen lässt? Es reichte jetzt aber auch wirklich! Ich wurde schon im Traum von fiesen Socken, verschmierten Zahnpasta-Tuben und endlos quasselnden Telefonhörern verfolgt. Was war das für ein Leben gewesen, als man sich noch über schlecht gelaunte Chefs und zickige Kolleginnen ärgern konnte. Wirklich harmlos im Vergleich zum Familienleben. Solche Ärgernisse konnte man wenigstens an den Wochenenden aus dem Leben verbannen. Dieser Socken-, Staub- und Geräusch-Albtraum jedoch nahm nie ein Ende. Und jetzt hatte ich auch noch ein schlechtes Gewissen. Weil eine »gute Mutter« sich zwar über ihre Kinder ärgern, sich aber kein anderes Leben wünschen darf. Dabei war ich so gut vorbereitet gewesen auf das Familienleben. Hatte mich erst einmal im Arbeitsleben ausgetobt und Karriere gemacht. Auch sonst gab es nichts, von dem ich das Gefühl hatte, »das hätte ich noch unbedingt vorher machen müssen«. Durch Gespräche mit Müttern, durch Bücher und Babysitten fühlte ich mich gewappnet und bestens vorbereitet. Doch wie es wirklich ist, das hatten mir alle verheimlicht! Selbst die Bücher hatten alles nur verharmlost. WIRKLICH DAS LETZTE!

Frustriert ließ ich mich aufs Sofa fallen und raufte meine

ohnehin schon wirren Haare. Ich dachte an meine Anfänge als Mutter zurück, ich ließ die Jahre des Mutterseins und alles, was sich verändert hatte, an mir vorbeiziehen. Diese ganzen Jahre waren nicht spurlos an mir vorbeigegangen, das alles hatte mich Kraft gekostet, und jetzt war einfach der Punkt, an dem ich das Gefühl hatte, ich kann nicht mehr. Ich seufzte. Ich brauchte eine Auszeit. Wie Schuppen fiel es mir von den Augen. Eine Auszeit! Was ich brauchte, war kein neues Leben, sondern eine Pause von der Familie. Jawohl!

Nun rasten meine Gedanken wie ein Schnellzug. Schon immer wollte ich einfach nur mal so drauflosfahren. Mit dem Auto Richtung Italien, so lange fahren, bis mir die Landschaft gefiel und ich die passende Unterkunft gefunden hatte. Eine Woche wegfahren, ganz alleine, das war's! Neue Energie durchströmte mich, jawohl, das würde ich machen. Das Wochenende stand bevor, und bei einem familiären Notfall würde Chris sicher zusätzlich ein paar Tage frei bekommen.

Berauscht von meinem Einfall sprang ich auf, rannte ins Schlafzimmer und zerrte die alte Reisetasche aus dem Schrank. Gott, wann war ich das letzte Mal mit kleinem Gepäck verreist? Ganz ohne Familienkoffer, Taschen mit Essen, Bällen, Schlägern, Puppen … Grinsend ließ ich drei T-Shirts, eine kurze Hose, ein Sommerkleid, einen Bikini, ein Schlaf-Shirt und etwas Unterwäsche in meine Tasche fallen. Wie wenig man doch für ein Abenteuer brauchte. Schnell stopfte ich noch die wichtigsten Toiletten-Artikel in den Wäschebeutel. Was brauchte ich noch? Ein gutes Buch, meinen Malblock, die Stifte und definitiv ein leeres Heft, in dem ich alles, was in der Ruhe aus meinem Innersten herausquoll, festhalten konnte.

Der Gedanke an Ruhe ließ mich innehalten. Ganz deutlich konnte ich es vor mir sehen, die warmen Farben der Landschaft, die Sonne, die Weite, eine gemütliche Terrasse aus groben Steinplatten, mit rustikalen Möbeln, alles im Schatten von einem großen alten Baum. Es roch nach sonnenverbranntem Spätsommergras, der Wind war warm, die Beine hatte ich hochgelegt, in der Hand ein köstliches Glas mit Rotwein. Mir war schon ganz schummrig von dem Wein und dem Luxus, mich tagsüber einfach so hinzusetzen und Wein zu trinken. Ahh, entspannt lehnte ich mich zurück. Au, der Türgriff drückte mir in den Rücken. Richtig, ich stand ja immer noch in meinem Schlafzimmer, aber nicht mehr lange. So, was brauchte ich noch? Eine hübsche Kerze und ein exotisches Duft-Öl, um dem Ganzen noch einen Hauch von Wellness zu geben. Fertig! Stolz betrachtete ich meine fertig gepackte Reisetasche. Ich blickte auf die Uhr. Mist, noch zwei Stunden, bis die Kinder von der Schule kamen.

Zumindest wollte ich meine Auszeit ankündigen, nur so verschwinden wollte ich nicht. Es sollte ja keine Flucht, sondern eben nur eine Auszeit sein. Den Nachmittag würde ich organisiert bekommen, bis Chris nach Hause kam. Die Kinder hatten sich sowieso mit Freunden verabredet und konnten dort bleiben, bis er sie abholte. Fürs Mittagessen waren noch Reste von gestern da. Was sollte ich jetzt tun? Gut, es gäbe ja die zwei Waschkörbe voll Bügelwäsche, das Bad hätte auch definitiv eine Schönheitspflege nötig, dann … stop … nein, meine Auszeit würde genau »jetzt« beginnen. Ich machte mir eine Tasse Kaffee und häufte Schokoladenkekse auf einen Teller. Ich ließ mich ins Sofa plumpsen, den Teller mit den Keksen stellte ich neben mich. Das zweite Mal an einem Vormittag auf dem Sofa, schon allein das war Luxus! Oh, wie schön konnte das Leben doch sein! An den Kühlschrank war ein Lesezeichen gepinnt, darauf stand »Nimm dir doch öfters mal eine Auszeit!«. Jawohl.

Ich schloss die Augen, ich wollte schon mal in Gedanken durchgehen, wie ich meine Reise anging: Ich nehme die Schlüssel fürs Auto und meine Tasche, es fühlt sich alles so leicht an. Freudig ziehe ich die Tür hinter mir zu, gehe zum Auto, die Tasche werfe ich einfach auf den Rücksitz. Nein, kein stundenlages Verstauen, Stopfen und Schieben. Der Schlüssel steckt jetzt im Zündschloss und los. Ich nehme die Route über die Schweiz … und da sind sie, die saftigen grünen Wiesen, im Hintergrund die grauen mächtigen Berge. Durch das offene Autofenster strömt die Luft wie kühles Bergwasser ins Auto. Selbst die Kühe sehen irgendwie glücklich aus. Dongidong, dongidong, das dumpfe Klingeln der Glocken an ihrem Hals war zu hören. Dongidong, dongidong …

Das Dongidong wurde immer lauter und immer mehr zu einem klongiklong, klongiklong … Plötzlich war ich zurück in der Wirklichkeit. Das Geräusch kam von nebenan. Das war dieser verflixte, renovierungssüchtige Nachbar. Wütend öffnete ich die Augen. Eine Unverschämtheit, wo ich doch gerade so schön am Träumen war! Ach ja, da standen ja noch mein Kaffee und die Kekse, das würde mich in bessere Stimmung versetzen. Genüsslich knabberte ich einen Keks nach dem anderen, nahm einen großen Schluck von meinem Kaffee. Er war inzwischen lauwarm geworden. Macht nichts! In Italien würde ich endlos frisch gebrühten Espresso schlürfen, perfekt im Geschmack, mit der richtigen Temperatur und dazu köstliche Pasticci mit Vanille- und Schokofüllung essen. Mein Blick fiel auf den leeren Keksteller, nur noch ein paar Krümel waren da. Träumen macht hungrig. In der Küche bereitete ich mir Tomate-Mozzarella-Brötchen zu, mit ordentlich Oregano darauf. Das stimmte mich schon richtig auf Bella Italia ein. Genussvoll biss ich ins Brot. Ich hatte wohl in meinem Feuereifer etwas zu viel Oregano erwischt und vor allem … mein Blick fiel auf die Gewürzdose, der Oregano war seit einem Jahr verfallen!

Mir fiel ein, dass ich den Gewürzschrank schon seit Ewigkeiten ausmisten wollte, wenn da nicht ständig irgendwelche

Kinder-Fahrdienste, Hausaufgabenbetreuung, Einkäufe und sonstige Dinge zu leisten wären. Döschen für Döschen nahm ich aus dem Schrank und überprüfte es auf das Haltbarkeitsdatum, nach dem fünfzehnten Döschen ein innerer Schrei: STOPP. Nein, heute nicht! Ruckzuck packte ich die Döschen zurück in den Schrank und klappte mit einem lauten Knall die Schranktür zu. Geschafft.

So, und nun? Weiterträumen. Vielleicht half etwas Musik, das würde mich richtig einstimmen, und ich würde das stupide »Klongiklong« von nebenan nicht mehr hören. Irgendwo musste doch noch diese Celentano-CD sein, die ich von meiner Schwester bekommen hatte. Ich zog im Wohnzimmerschrank die Schublade auf. Alles lag wild durcheinander, die Hälfte der CDs war nicht ordnungsgemäß in ihren Hüllen. Ich spürte, wie der Ärger wieder heiß in mir hochkroch. So ging es doch nicht! Sie würden alle Kratzer bekommen, und außerdem fand kein Mensch hier irgendetwas. Eine Scheibe nach der anderen legte ich zurück in ihre Hülle. Halt! Relaxen! Schon vergessen? Da war sie wieder, diese Stimme. O. k., ich würde nur noch nach meiner italienischen Musik kramen und mich dann entspannen. Tatsächlich wurde ich fündig. Freudig schob ich die CD in den Player: »Aaazzzzurrrro, la, la, la, la … la, la, la, la …« Ja, das war eine gute Idee, ich sang laut mit. Dem Nachbarn würde ich zeigen, was wirkliches Leben ist.

Ich warf mich wieder aufs Sofa, schlürfte meinen inzwischen kalten Kaffee und schloss die Augen. Wo war ich noch gewesen? Ach ja, Schweiz, weiter geht's Richtung Italien. Das Gute am Träumen ist, man kommt schnell voran und nachdem jetzt italienische Musik läuft, bin ich auch schon in Italien, auf einer Piazza. Wunderschön von hübschen italienischen Häusern gesäumt und natürlich mit einem Brunnen in der Mitte. Ich setze mich auf den Rand des Brunnens, hinter mir das frische Plätschern des Wassers. Gelegentlich trifft mich ein kleiner erfrischender Tropfen, die Luft schwirrt von italienischen Wortgefechten, hin und wieder hört man das Knattern einer Vespa. Von dem Obststand auf der gegenüberliegenden Seite kommt der süße Geruch von frischen Früchten. Das Ganze mischt sich mit dem Duft von frisch gebackenem Pizzateig und dem Kaffeeduft von der kleinen Espresso-Bar nebenan. In meiner Hand halte ich eine knusprige Waffeltüte, gefüllt mit sahnigem Nuss-Eis. Immer wieder lecke ich das kühle Eis. Elegant sitze ich dort am Brunnen mit meinem duftigen Sommerkleid, eine Hand leicht auf den Brunnen gestützt. Heiß durchflutet es mich. Ein attraktiver Italiener mittleren Alters, gut gekleidet, schlendert auf mich zu, ein herausforderndes Lächeln im Gesicht. Kurz vor mir bleibt er stehen, schiebt seine Sonnenbrille nach oben und sagt: »Ciao, Bella.«

»Riiiinng.« Das Telefon. Nein, jetzt doch nicht!

Ärgerlich schnappte ich mir den Hörer und schnauzte ein gereiztes »Haalllo!« ins Telefon.

»Mama, ich bin's.«

»Was gibt es denn?«

»Ein Notfall!«

Der Schock fraß sich in meine Glieder. »Ist etwas passiert?«

»Jaaa, ich habe meine Sporttasche liegen lassen. Zum dritten Mal, und wenn ich heute wieder kein Sportzeug habe, bekomme ich einen Eintrag. Bitte bring mir doch die Tasche kurz zur Schule. Biitte.«

Ufff. Da war sie wieder die Wut. Ein zähneknirschendes: »Neeeein, ich bringe sie dir heute nicht, dann musst du eben einfach mal dran denken.«

»Aber Ma…« Klick!

So. Ich hatte aufgelegt. Vorbei war es mit der immer zur Verfügung stehenden gutmütigen Mutter.

Wie ein Tiger drehte ich einige Runden im Wohnzimmer.

Jetzt musste ich mich erst einmal abregen, denn mit Wut im Bauch träumte es sich schlecht. Nach der zehnten Runde fühlte ich mich besser und nahm wieder meine Traumstation ein. Da ist er wieder, der attraktive Italiener, flirtet mit mir und macht mir Komplimente, die ich auch mit meinem italienischen Minimal-Wortschatz verstehe. Wir lächeln uns an. Blitzende Blicke werden getauscht. Doch plötzlich wird er zudringlich. Als er mir ans Knie fasst, ist es zu viel. Das Eis tropft mir auf die Hand, und auf einmal ist er gar nicht mehr so adrett. Halt, wie konnte man denn nur so etwas träumen? Vielleicht war durch die Unterbrechungen einfach zu viel Wirklichkeit in meine Träume gekommen, und ohnehin war es ja auch viel besser, alles live zu erleben. Ich schaute auf die Uhr, nur noch eine halbe Stunde, dann kamen die Kinder, und ich konnte ihnen verkünden, wo ich die nächste Woche verbringen würde. Wieder klingelte das Telefon. NICHT SCHON WIEDER!

Mit einem knappen »JA« ging ich ans Telefon.

»Hallo, Schatz, ein Notfall!«

Ich stöhnte.

»Es gibt Probleme mit der neuen Baustelle, und ich muss schnellstmöglich vor Ort sein, sonst wird das ganze Projekt abgeblasen.«

»Aaber …«

»Ich weiß, das ist jetzt alles sehr überraschend, aber der Chef hat getobt wie verrückt, und er hat gesagt, wenn wir das Problem nicht in Griff bekommen, schmeißt er die ganze Abteilung raus. So wütend war er noch nie.«

»Aber …«

»Tut mir leid, dass ich dich unterbreche, doch es muss wirklich alles ganz schnell gehen, ich muss heute noch weg. Bitte sei so lieb und pack mir doch die wichtigsten Sachen zusammen. Wir haben doch noch irgendwo diese alte Reisetasche im

Schrank. Meinst du, du findest sie? Sie ist groß genug, mehr brauche ich nicht.«

Ein wütendes Schnauben und ein dunkles Knurren kamen aus den Tiefen meines Körpers.

»Es ist ja nur für eine Woche, und du machst das mit den Kindern doch mit links.«

Ich brachte keinen Ton heraus, in mir schien sich eine dunkle Wolke zu bilden, die mir den Atem nahm und mich am Sprechen hinderte. Chris redete einfach weiter, wohlwissend, dass es besser war, mich erst gar nicht zu Wort kommen zu lassen.

»Schatz, du brauchst mir nur ein paar leichte Hemden und Hosen einzupacken, es wird dort sehr warm sein. Du weißt doch, es ist diese neue Baustelle bei Florenz.«

Ich schnappte nach Luft, die dunkle Wolke in mir schien noch mehr aufzuquellen.

»Hab dich lieb, bis nachher, tschüss.« KLICK.

Das war's!

Mit dem Telefonhörer in der Hand stand ich da, immer noch nach Luft ringend. Fassungslos starrte ich auf den Telefonhörer, und dann wandelte sich die dunkle Wolke in eine Art Vulkan, ein unglaublich brodelndes Gefühl. Langsam und bedrohlich stieg es in mir auf, es schüttelte meinen ganzen Körper durch, bahnte sich einen Weg durch meine Kehle … und dann musste ich lachen, ich musste so heftig lachen, dass ich nicht mehr stehen konnte. Langsam rutschte ich an der Wand entlang auf den Boden und krümmte mich dort vor Lachen. Das Lachen blubberte aus mir heraus, wie aus einer zu wild geschüttelten Champagner-Flasche, bis ich erschöpft und mit tränennassem Gesicht auf dem Boden lag. Alle Glieder von mir gestreckt, wie ein erschöpfter Käfer, der auf den Rücken gefallen ist.

Und auf einmal fühlte ich mich leicht und befreit. Ich blickte hoch zur Decke und sah die Flecken. Man müsste die Wohnung dringend mal neu streichen. Meine Reise würde ich heute nicht antreten. Aber antreten würde ich sie. Das stand fest. Vielleicht war es auch besser so. So hatte ich Zeit, alles in Ruhe vorzubereiten und konnte dann so richtig das »Dolce far niente« genießen! Nur vor den italienischen Männern musste ich mich wohl in Acht nehmen …

Helga Hein

Die Kinder meiner Schwester

Ihre Schwester hat noch maximal 14 Tage zu leben!« Die Worte des Oberarztes fielen auf mich herab wie das Beil einer Guillotine. Sie würde sterben, meine geliebte, große, starke Schwester. Sie hatte Krebs. Gekämpft hatte sie, ein ganzes Jahr lang, hatte nie aufgegeben. Sie hatte gekämpft bis zum Schluss, um die Krankheit zu besiegen. Doch sie hatte diesen Kampf verloren. Sie war noch jung. 42 ist kein Alter zum Sterben. Sie wollte noch so vieles erleben, es war noch viel zu früh, um zu gehen, auch für ihre drei Kinder, die sie allein erzog. Dieser Gedanke, dieses Wissen, sie würde in 14 Tagen nicht mehr bei uns sein, ihren nächsten Geburtstag nicht mehr erleben, nie wieder Weihnachten mit uns feiern, dieser Gedanke war grauenvoll. Das konnte doch alles nicht wahr sein. So etwas passiert doch nicht in meinem Leben. Doch, genau das passierte gerade. Zwangsläufig muss sich jeder irgendwann in seinem Leben mit dem Tod, dem Sterben auseinandersetzen. Für mich war es nun so weit. Ich war damit total überfordert. Was kommt da auf mich zu? Was sagst du den Kindern? Wie bringt man drei minderjährigen Kindern bei, dass die Mutter bald nicht mehr da sein wird?

Zum Sterben kam meine Schwester nach Hause. Die ganze Familie saß Tag und Nacht an ihrem Bett. Es war immer jemand bei ihr, nie war sie allein. Sie hatte unglaubliche Angst vor dem Tod, auch wenn sie sich nie darüber beklagte, dass sie gehen musste. Was, um Himmels willen, denkt ein Mensch, der weiß, das er keine 14 Tage mehr zu leben hat? Liegt geschwächt, unter Einfluss von Morphin im Bett, und kann nur warten – warten auf den Tod. Ich weiß bis heute nicht, was sie gedacht, gefühlt hat. Sie sprach nicht darüber. Überhaupt redete sie nicht wirklich viel mit uns. Sie schloss ihr Leben ganz für sich alleine ab. Vielleicht wollte sie uns nicht zusätzlich belasten. Das war typisch für sie. Sie versuchte immer, alles alleine in den Griff zu bekommen, fragte nie nach Hilfe.

Eines Abends saß ich nun bei ihr am Bett und hielt ihre Hand. Ich hatte sie zuvor noch gewaschen und ihre Hände und Fingernägel schön gemacht. Ich wusste, es war das letzte Mal, dass jemand ihr die Fingernägel schneiden würde. Der Gedanke schoss mir durch den Kopf: »Du machst deine Schwester hübsch für den Tod.« Sie bedankte sich und lächelte, und auf einmal brach alles aus mir heraus. Ich fing bitterlich an zu weinen. Wir hatten ihr gegenüber Stärke zeigen wollen, wir hatten uns vorgenommen, sie nicht auch noch durch unsere Trauer zu belasten. Damit war es vorbei. Ich vergrub mein Gesicht in ihrer Bettdecke, konnte mich einfach nicht mehr beruhigen. Ich hatte solche Angst vor dem Augenblick, in dem sie gehen würde. Da legte sie ihre Hand auf meinen Kopf und sagte ganz leise und mit schwacher Stimme: »Es ist alles gut, Helga.« Sie tröstete mich. Über alle Maßen innig und vertraut waren wir in diesem Moment. Ich versprach ihr, ich würde mich um ihre drei Söhne kümmern, ohne darüber nachzudenken, was dieses Versprechen für mich eigentlich bedeutete, welche Konsequenzen es haben würde.

In den darauf folgenden Tagen umsorgten und pflegten wir sie, ihre Söhne, meine Eltern, mein Bruder und ich. Wir versuchten ihr alles, was ihr Freude bereitete, zu ermöglichen. Jeder nahm auf seine Weise Abschied von ihr. Am siebten Tag dann hatte diese erbärmliche Krankheit gesiegt. Morgens, es war bereits hell, tobte ein fürchterliches Gewitter draußen. Es zogen dicke, schwarze Wolken auf, und ein heftiger Donner erschütterte die Gegend. In diesem Moment bäumte sich meine Schwester noch einmal auf. Mein Bruder sagte zu ihr: »Du kannst gehen, lass los!« Dann tat sie ihren letzten Atemzug und verstarb. Ihre dunklen Augen, die früher so gefunkelt hatten, wurden grau – so, als hätte jemand eine Kerze in ihr ausgelöscht, als sei keiner mehr zu Hause. Sie war fort, hatte alles und jeden verlassen, ging auf eine große Reise.

Da war sie, die Begegnung mit dem Tod. Unmittelbar, ganz nah und unausweichlich. In den folgenden Wochen fiel ich in ein schwarzes Loch aus Wut, Tränen, Hilflosigkeit und tiefster Depression. Aber gleichzeitig gab es eine drängende und beängstigende Frage: Was wird nun aus den Kindern? Einen Vater, der sich kümmern konnte, hatten sie nicht. Er hatte sich schon früh aus dem Leben der Kinder zurückgezogen. Sie waren Vollwaisen. Also blieben das Kinderheim oder meine Eltern und ich. Mit dieser Frage trat dann auch das Jugendamt an uns heran. Meine Eltern wollten zwei der Kinder aufnehmen. Ich hatte nicht vergessen, was ich meiner Schwester an ihrem Sterbebett versprochen hatte. Doch konnte ich dieses Versprechen überhaupt halten? Was genau enthielt dieses Versprechen? Was heißt es denn: »Ich kümmere mich um deine Kinder.« Heißt das, ich nehme eines oder vielleicht sogar alle drei zu mir? Oder kann ich mich auch kümmern, selbst wenn sie in einem Heim untergebracht sind? Diese Vorstellung machte mich fast wahnsinnig. Alle drei Kinder ins Heim. Wenn ich daran dachte, kamen mir jedes Mal die Tränen, aber auch bei dem Gedanken, sie alle bei mir aufzunehmen. Jemand sagte mir in dieser Zeit: »Ein Versprechen am Sterbebett muss und kann man nicht halten. Das dient lediglich dazu, den Sterbenden in Ruhe gehen zu lassen.« Diese Aussage konnte mich nicht wirklich trösten, hier ging es ja nicht um irgendjemanden, sondern um meine Schwester. Doch wie sollte das funktionieren? Ich hatte doch selbst schon drei Kinder. Und dann noch ein Kind, das nicht meines war. Ich war aufgewühlt, durcheinander, wusste nicht, wie ich mich entscheiden sollte. Wie konnte so ein Leben mit einem Pflegekind aussehen? Ich wusste, ich würde mein ganzes Leben und das meiner Familie auf den Kopf stellen und neu organisieren müssen. Den Traum meiner Selbstständigkeit konnte ich nicht leben und überhaupt, wie würden sich meine eigenen drei Kinder entscheiden?

Eines Abends kam mein ältester Sohn, damals neun, zu mir und sagte: »Mama, wenn du es zulässt, dass die drei Jungs ins Heim müssen, dann will ich hier auch nicht länger sein.« Mir stockte der Atem. Was sagte mir dieser neunjährige Junge da? Wie sollte ich diese Worte bewerten? Erst später wurde mir klar, dass sich meine Kinder offensichtlich längst für die Aufnahme eines der Kinder entschieden hatten, ganz instinktiv und aus dem Bauch heraus, ohne jegliche Vorbehalte. Die drei Kinder meiner Schwester waren ein Teil der Familie, und sie identifizierten sich mit ihren Cousins. Das war mir zu dem Zeitpunkt nicht klar gewesen, als ich mich Tag und Nacht mit dieser Frage quälte, das Für und Wider erwog, weil mir die Kinder leid taten, aber auch ich selbst.

Am Vorabend des Tages, an dem das Jugendamt von mir eine Entscheidung erwartete, war ich im Internet unterwegs, ich surfte ziellos. Ich wollte mich, zumindest für eine kurze Zeit, aus diesem Gedankenkarussell befreien. Plötzlich stieß ich auf eine Seite mit chinesischen Weisheiten. Gerade wollte ich sie wieder verlassen, als ich dort in großen Buchstaben las: WILLST DU GLÜCKLICH SEIN IM LEBEN, HILF JEMANDEM! Ich erstarrte und las den Satz wieder und wieder. Plötzlich breitete sich eine unglaubliche Ruhe in mir aus. Keine quälenden Fragen mehr, kein dunkles Loch. Auf einmal war alles ganz klar. Es gab nicht den geringsten Ansatz eines Zweifels, dass ich eines der Kinder aufnehmen und das Risiko mit all seinen Konsequenzen eingehen würde. Diese Webseite hatte mich gesucht, nicht ich sie. Sie tat sich, wodurch auch immer, einfach auf. Manchmal glaube ich sogar, dass meine Schwester da ihre »Finger« im Spiel hatte.

Nun ist Michel schon eineinhalb Jahre bei uns. Es geht ihm gut und uns auch. Wir haben ihn in den Kreis unserer Familie aufgenommen und begegnen ihm mit viel Liebe und Verständnis. Leicht ist es nicht, denn er hat den Tod seiner Mutter bis heute nicht verkraftet. Auch mein Leben hat sich von Grund auf geändert. Es ist nicht schlechter geworden, aber anders. So, wie es ist, ist es gut. Wir haben gemeinsam tiefe Täler durchschritten, alles musste neu strukturiert und organisiert werden, ein jeder musste einen neuen Platz in dieser Familie finden. Ich bin froh, dass ich diesen Schritt gegangen bin. Die Zeit nach dem Tod meiner Schwester war die schlimmste und schwerste Zeit, die ich bis dahin erlebt habe. Dieser Kampf mit mir selbst, sich zu entscheiden für etwas, dessen Konsequenzen man im Voraus überhaupt nicht absehen konnte. Das unglaubliche Leid dieses Kindes zu sehen und trotzdem nicht handeln zu können, aus Angst, sein eigenes Leben aufgeben zu müssen. Einem »fremden« Kind ein Zuhause zu geben, wenn man selbst Kinder hat, ohne im Geringsten zu wissen, was einen erwartet. Auf den Gedanken wäre ich nie gekommen, wäre nicht meine Schwester gestorben.

Heute glaube ich, wir haben es geschafft, und bin stolz auf Michel und meine Familie. Aus der schlimmsten Krise meines Lebens ist meine schönste Krise geworden. Ich habe sehr viel über mich selbst gelernt, und ja, ich kann wirklich behaupten, für mich den Sinn des Lebens gefunden zu haben. Ich weiß heute, dass ich ganz vieles richtig gemacht habe. Meine Schwester fehlt mir noch immer sehr, und diese Lücke wird auch niemand schließen können, aber ich habe einem alleingelassenen Kind geholfen und bin sehr froh darüber.

Janna Ivanova

Wie ich eine neue Heimat fand

Niemand von uns mochte sie. Sie war klein, streng und unterrichtete Deutsch, unser Hauptfach. Während alle anderen Studenten unserer philologischen Fakultät sowie viele meiner Freunde aus anderen Fachrichtungen ihr Studentenleben genossen und feierten, durfte unsere Gruppe mehrere Stunden pro Tag Vokabeln pauken, lange Texte übersetzen und viele Sprachübungen machen. »Ohne Fleiß kein Preis« – dieses deutsche Sprichwort war ihr Motto und wir glaubten, dass sie sich darauf »spezialisiert« hatte, die ängstlichen, hilflosen und unerfahrenen Studienanfänger zu quälen. Wir hatten das Gefühl, ihr ausgeliefert zu sein, denn alle unsere Versuche, Widerstand zu leisten, wurden umgehend mit neuen Übersetzungs- oder Grammatik-Aufgaben bestraft. »Ich tue das nur für Sie«, sagte sie dann immer mit ihrer kühlen, belehrenden Stimme. »Sie werden mir später noch dafür danken!«

Ihre glatt gekämmten Haare, ihre unscheinbare und altmodische Kleidung hatten sie in eine Frau undefinierbaren Alters verwandelt. Niemand von uns wusste, wie sie ihre Freizeit gestaltete oder ob sie eine Familie hatte. Immer verschlossen und distanziert, lebte sie – so dachten wir – in ihrer eigenen, selbst erschaffenen Welt der deutschen Sprache. Wir nannten sie daher unter uns schlicht und einfach »Nemka«, was auf Russisch »Die Deutsche« bedeutet. Dabei war sie nur ein einziges Mal in ihrem Leben in Deutschland gewesen, und zwar irgendwo im Süden, und sprach mit dem dortigen Dialekt, den sie uns mit allen Mitteln beizubringen versuchte. »Bitte wiederholen Sie laut ...« Unser Unterricht fing immer mit der gleichen Übung an: »I*sch*, mi*sch*, di*sch* ...«

Mir wurde dabei immer besonders viel Aufmerksamkeit geschenkt. »B-i-t-t-e, Janna ...«, sprach sie absichtlich langsam und in einem spöttischen Ton, verdrehte dabei die Augen und schüttelte den Kopf: »Haben Sie Mitleid mit dieser schönen Sprache! Kein Deutscher redet so hart wie Sie: »I*h* mo*h*te ni*h*t.« Sprechen Sie mir doch nach: »I-*sch* mö-*sch*-te ni-*sch*t.« Ihr anschließendes Urteil kannte ich bereits auswendig: »Wissen Sie ... Ihre deutsche Aussprache ist fürchterlich. Sie haben einen starken, scheußlichen Akzent. Sie sollten einfach noch mehr üben!«

Und das tat ich – abends, am Wochenende und in den Ferien; alleine und mit meinen Freundinnen; auf dem Weg zur Uni und in der Bibliothek. Aber wahrscheinlich war ich doch nicht fleißig genug, denn Nemkas Meinung mir gegenüber blieb immer unverändert: »Für die beste Note reicht es diesmal nicht – wegen Ihrer Aussprache ...«

Somit hatte ich nur Durchschnittsnoten im Hauptfach und sehnte das Ende der zweijährigen Nemka-Ära herbei. Motiviert und gut gelaunt kehrte ich nach den Sommerferien zur Uni zurück und freute mich auf den beliebtesten Dozenten der Fakultät, der als kompetent, nett und loyal galt und uns im neuen Studienjahr unterrichten sollte. Seine erste Stunde begann mit einer Vorstellungsrunde. Als ich an der Reihe war und meinen Namen nannte, schaute der Studentenliebling mich interessiert an, nickte und sagte: »*Sie* sind das also – die Frau mit der schlechtesten Aussprache der Fakultät!« Dann lächelte er und zwinkerte mir zu: »Unser gesamter Deutsch-Lehrstuhl weiß bereits Bescheid.«

Einige Monate später erlebte ich eine Unterrichtsstunde, die mein ganzes Leben veränderte. Als Semesterabschlussarbeit sollte jeder in der Gruppe einen Vortrag über ein Bundesland vorbereiten. Ich wählte Hamburg aus und freute mich sowohl auf die spannende Aufgabe als auch auf die zusätzliche »Belohnung«, denn die besten Vorträge waren mit der Befreiung von der letzten Semesterprüfung verbunden. Ich war mehr als motiviert, meine Sommerferien zu verlängern, verbrachte Tage in der Bücherei, übersetzte Texte, kopierte Zeitungsartikel, suchte nach passenden Bildern und gestaltete liebevoll eine Info-Broschüre über die Hansestadt.

Mein Herz blieb stehen, als an diesem Tag Nemka unseren Unterrichtsraum betrat. Mit weit aufgerissenen Augen beobachtete ich, wie sie ihre Sachen auf dem Tisch ausbreitete, uns mit ihrem prüfenden Blick ansah und daraufhin mitteilte, dass sie die Vertretung für den krank gewordenen Kollegen wäre. In den nächsten Minuten versuchte ich meine Gefühle in den Griff zu bekommen. Was konnte mir schon passieren? Es ging hier schließlich nicht um die Sprache an sich, sondern um das gut recherchierte und vorbereitete Referat.

Mein Auftritt bekam tatsächlich viel Anerkennung – von meinen Kommilitonen und sogar von Nemka! Während sie ausführlich erzählte, was ihr daran gefallen hatte, dachte ich darüber nach, ob ich tatsächlich und zum ersten Mal von dieser Frau gelobt wurde. Ihre Stimme klang ungewohnt freundlich: »Nach Ihrem hervorragenden Vortrag habe i*sch* persönlich viel Lust, Hamburg zu besuchen.« Dann machte sie eine kurze Pause und ergänzte in einem schärferen Ton: »Aber Sie selbst sollten das lieber ni*sch*t tun. Glauben Sie mir, kein Deutscher würde Sie verstehen, denn Ihre Aussprache ist unverbesserlich. Sie ist immer noch so-o schlecht!«

Die ganze Gruppe durfte sich zwei Wochen früher in die Ferien verabschieden – alle außer mir. Aber ich nutzte diese Zeit doch sinnvoll, wie es sich später herausstellte: Ich meldete mich bei einer Vermittlungsagentur, die mir einen Studienplatz und einen Job in Deutschland versprach. Das war Anfang der 90-er eine gewagte Entscheidung – kurz nach dem Mauerfall und bei der Instabilität in meinem Heimatland. Ich wusste nicht, was mich in Deutschland erwartete und wie ich den Kredit zurückzahlen sollte, den ich für diese Reise aufnahm. Aber niemand und nichts konnte mich davon abbringen, dorthinzufahren – und zwar für ein Jahr. Ich wollte unbedingt meinen scheußlichen Akzent loswerden und mit besseren Deutsch-Kenntnissen den gesamten Lehrstuhl beeindrucken. Mehrere Sprachkurse, Au-pair-Tätigkeit, Studium, unzählige Nebenjobs und endlich ein richtiger Beruf – aus einem Jahr wurden unerwartet mehrere. Ich lernte in Deutschland neue Freunde kennen und fand das Wichtigste – die Liebe … Und somit auch meine neue Heimat.

Danke, Nemka!

Den harten Akzent habe ich übrigens behalten. Warum auch nicht, wenn er mir bereits so viel Glück brachte? Manchmal stellt es sich sogar heraus, dass er praktisch und zeitsparend ist, wie neulich am Telefon. Noch bevor ich meinen Namen nannte, sagte meine Geschäftspartnerin fröhlich: »Hallo! Ich habe Sie an Ihrer Stimme erkannt!« Daraufhin konnte ich nur schmunzelnd antworten: »Danke, sehr nett von Ihnen, aber Sie meinten wohl eher meine harte Aussprache?«

Einige Jahre später besuchte ich meine alte Universität und wurde dort von mehreren Dozenten prompt eingeladen, den Studenten von meinen Erlebnissen und über den Alltag in Deutschland zu erzählen. In einem dunklen Flur der Fakultät traf ich schließlich auf Nemka.

»Ausgerechnet Sie …« Sie schüttelte den Kopf und schwieg eine Weile – die schmalen Lippen zusammengepresst, der nachdenkliche und aufmerksame Blick auf mich gerichtet. »Sie sollen ja sehr interessant über das Leben in Deutschland berichtet haben, sagten die Kollegen …«, fuhr sie langsam fort. »Wie geht es Ihnen dort überhaupt?«

Ich lächelte. Ich war vorbereitet auf dieses Treffen. Und auf diese Frage. Ich hatte mich danach gesehnt, ihr endlich meine Meinung zu sagen. Ich hatte diese Sätze geübt. Mit einer ruhigen, sicheren Stimme und einem leichten Lächeln auf den Lippen antwortete ich – selbstverständlich auf Deutsch: »Wissen Sie, ich habe mich in Deutschland sehr gut eingelebt und hatte dort noch nie ein Problem, von irgendjemandem nicht verstanden zu werden.«

Und noch bevor ich das letzte Wort ausgesprochen hatte, nickte sie zustimmend, fasste schnell meine Hand und drückte sie fest. Ein strahlendes Lächeln verbreitete sich in ihrem Gesicht, und ihre Stimme klang geradezu glücklich: »W-u-n-d-e-r-b-a-r! I*sch* … Ähm … I*ch* habe doch immer an Sie geglaubt!« Sie holte tief Luft und drückte meine Hand noch fester: »Könnten Sie bitte auch vor meinen Studenten auftreten?«

Ute Kettenburg

Trost des alten Herrn

Eigentlich war es wie immer. Direkt nach der Schule quälte ich mich den steilen Berg zum Altenheim hinauf. Keuchend schloss ich mein Rad am Fahrradständer an, der zumindest dienstags, an meinem Besuchstag, außer von mir von niemandem sonst benutzt wurde. Kaum hatte ich das Haus betreten, als mir auch schon der Geruch von Urin entgegenschlug. Er vermischte sich mit dem von Essigreiniger und den Ausdünstungen des Alters, wobei ich mir nicht sicher bin, ob es einen typischen Greisengeruch überhaupt gibt. Ich schaffte es nie, meine Nase auf diesen speziellen Geruch vorzubereiten, aber schon nach ein paar Schritten verlor sich der anfängliche Ekel.

Mein Weg führte mich durch den lang gezogenen Eingangsbereich im Erdgeschoss, der wie immer um diese Zeit kurz vor der Ausgabe von Kaffee und Kuchen von vielen Bewohnern bevölkert war. Sie saßen zu zweit oder zu dritt an den kleinen Tischen, die in der Nähe der großen Fensterfront aufgereiht waren. Die meisten hatten einen Gehwagen neben sich stehen, einige saßen im Rollstuhl, und nur wenige hatten sich ganz ohne Hilfe an den beliebten, weil belebten Platz im Foyer begeben. Ich nickte, ein freundliches »Guten Tag« murmelnd, mal in diese und mal in jene Richtung. Auf vielen der zerfurchten Gesichter machte sich ein Lächeln breit. Matte Augen fingen an zu strahlen. Eine nervös an ihren Lippen kauende Frau streckte mir ihre Hand erwartungsvoll entgegen. Es kostete mich Überwindung, sie nicht zu ergreifen und für eine Weile in die Rolle der vermeintlichen Tochter zu schlüpfen, mit der sie mich regelmäßig verwechselte. Einige der alten Leute saßen auch apathisch in ihren Sesseln, blickten vor sich hin oder hatten die Augen geschlossen. Eine Dame mit ausdruckslosem Gesicht schlug in gleichmäßigem Takt mit der flachen Hand auf den Tisch und stieß dazu grunzende Laute aus. Niemand beachtete sie.

Frau A. erwartete mich bereits. »Sie sind aber spät heute«, war ihre Standardbegrüßung, egal, ob ich um zwei oder um halb drei bei ihr auftauchte. Ich ignorierte den Vorwurf, verstand ich doch nur zu gut, wie lang jede Minute werden konnte, wenn man sich einsam fühlte. Bei meinen ersten Besuchen hatte ich mich noch verteidigt, erklärt, dass ich in der Schule aufgehalten worden sei, wenn ich wirklich zu spät dran war, oder mich mit Blick auf die Uhr verteidigt, wenn die verabredete Zeit noch gar nicht erreicht war. Je näher ich Frau A. jedoch kennenlernte, umso besser verstand ich die Bedeutung hinter ihren Worten. »Sie sind aber spät heute«, hieß nichts anderes, als dass sie mich viel lieber schon eher gesehen hätte. Der Dienstag war der wichtigste Tag in ihrer Woche. Nach dem Mittagessen, das sie im Speisesaal einnahm, kehrte sie aus Angst, mich zu verpassen eilig in ihr Zimmer zurück. Dann wartete sie am Fenster, zupfte mit verkrampften Gichtfingern an ihrer Bettdecke, strich das Tuch auf ihrem Tischchen glatt und lauschte auf meine Schritte. Ich konnte ihr hundert Mal sagen, dass ich frühestens um zwei bei ihr sein könne und sie doch auch am Dienstag ihr geliebtes Mittagsschläfchen machen solle, damit die Zeit nicht zu lang würde: Es half nichts, ab halb eins war Frau A. grundsätzlich in Wartestellung.

Ich mochte diese kleine zierliche Frau mit dem schlohweißen Haar, das im Nacken zu einem Knoten gebunden war. Einzelne dünne Strähnchen umspielten ihr Gesicht wie

Flaum und betonten ihre zarte, durchscheinende Haut. Obwohl weit über achtzig, erstaunte mich Frau A. immer wieder mit ihrem guten Gedächtnis und ihrem regen Interesse am Leben außerhalb des Heimes. Da ihre Augen nicht mehr so wollten wie sie und der Umgang mit einer Lupe sie sehr anstrengte, ließ sie sich von mir gern aus der Zeitung vorlesen. Sie kommentierte gerade einen Bericht über eine Betrugsaffäre, als ich plötzlich aufhorchte.

Von ganz weit her drang ein Wimmern in unsere Behaglichkeit. So leise, dass ich nicht sicher war, wirklich etwas gehört zu haben. Ich setzte mich aufrecht hin und spitzte aufmerksam die Ohren. Da! Schon wieder! »Haben Sie das auch gehört? Da ruft doch jemand.« Es war nicht ungewöhnlich, dass einer der Bewohner schrie oder schimpfte oder dass man Fetzen eines Gesprächs auf dem Flur auch in Frau A.s Zimmer hörte, doch dieses Rufen war anders. Als käme es von jenseits einer dick gepolsterten Wand, eher eine Ahnung denn ein Geräusch, aber es war doch so durchdringend, dass ich nicht mehr ruhig sitzen bleiben konnte. Ich bat Frau A. um Entschuldigung, stand auf und öffnete die Tür, um zu lauschen. Nichts.

Sicher hatte ich mich getäuscht. Doch als ich gerade die Tür wieder schließen wollte, vernahm ich es erneut. Ganz deutlich dieses Mal: »Mama, Mama!« Das war nicht die Stimme eines Kindes, das nach seiner Mutter rief, das war das klagende Flehen eines erwachsenen Mannes. »Ich … ich seh mal nach, was da los ist. Bin gleich wieder da«, murmelte ich in Frau A.s Richtung und betrat den Flur. Den langen Gang entlang, eine Treppe runter, dann nach links und wieder einem langen Gang folgend, ließ ich mich von dem unbekannten Rufer leiten. Seine Klage zog mich wie ein Angelhaken, der sich in meinem Innersten verhakt hatte. Und dann stand ich vor der Tür, durch die der Ruf nach Mama nach außen drang. Ich klopfte an, wartete einen Moment, bis ein zaghaftes »Herein« ertönte und steckte meinen Kopf durch den Spalt.

Gerötete Augen blickten mir entgegen. Herr L. lag in einem Bett direkt gegenüber der Tür. Neben ihm, vor dem großen Fenster, stand ein zweites Bett, in dem ein schmächtiger Mann unter einem zerwühlten Laken schlief. Ich trat ein. Herr L. wirkte riesig in dem schmalen Bett. Seine Füße lugten unter der Decke hervor und schabten rhythmisch am Fußende des Bettgestells. »Entschuldigen Sie, dass ich hier so hereinplatze, aber ich habe Sie rufen gehört und mir Sorgen gemacht.« Sofort begann Herr L. wieder seine Klage und wimmerte nach seiner Mutter, ganz leise jetzt, aber nicht weniger erbärmlich als zuvor. Mir stiegen die Tränen in die Augen. »Sie vermissen Ihre Mutter sehr, nicht? Ich sage einer Schwester Bescheid, dass sie sich um Sie kümmert.« Erleichtert, dem Elend dieses Fremden nicht allein ausgeliefert zu sein, verließ ich den Raum und begab mich schnurstracks zum Schwesternzimmer. »Dem Herrn in Zimmer 21 geht es gar nicht gut, er ruft die ganze Zeit nach seiner Mutter. Können Sie mal nach ihm sehen?« Die Reaktion ließ mich zusammenzucken. »Ach der! Der ruft schon seit Tagen. Da können wir nicht jedes Mal hinrennen. Ich schau nachher mal bei ihm rein.« Zu dem Haken in meiner Brust kam nun noch ein dicker Kloß im Hals.

Frau A. stand in der geöffneten Tür ihres Zimmers und sah mich scharf an: »Das hat aber gedauert. Ich dachte schon, Sie kommen gar nicht wieder.« Um sie friedlich zu stimmen, blieb ich länger als gewöhnlich und spielte mit ihr mehrere Partien Streitpatience, ihr Lieblingsspiel. Ich glaube, sie hat gemerkt, dass ich trotz meiner Anwesenheit nicht richtig da war. Beim Verlassen des Heimes zögerte ich. Sollte ich noch einmal bei Herrn L. vorbeischauen? Ich hatte ihn nicht mehr rufen gehört, seit ich bei ihm gewesen war. Ob sein Kummer verflogen war? Oder hatten ihn die Schwestern mit der Ermahnung, endlich Ruhe zu geben, zum Schweigen gebracht? Ich hatte die Klinke der Haustür schon in der Hand, als ich mir einen Ruck gab und mich wieder umwandte. Einmal gucken und nachfragen kann ja nicht schaden, dachte ich. Ich blieb bis zum Abendbrot. Und kam von da an wöchentlich.

Anfangs hatte ich Mühe, Herrn L. zu verstehen. Im Zimmer lief ein Fernseher in voller Lautstärke. Es dauerte, bis ich begriff, dass Herr L. weder Einfluss auf das Programm noch auf die Lautstärke nehmen konnte. Abgesehen davon, dass sich im ganzen Zimmer keine Fernbedienung finden ließ, hätte er diese gar nicht bedienen können. Seine Hände waren verformt, die äußeren Fingerglieder pressten sich wie im Krampf fest an den Handballen. An Greifen, Zupacken oder Drücken war nicht mehr zu denken.

Herr L. lag seit fast drei Jahren im Bett. In diesem Bett, mit seiner luftgepolsterten Matratze, die sich automatisch dem Körperdruck anpasste und ein Wundliegen verhindern sollte. In diesem Zimmer, das außer den zwei Betten nur noch mit zwei identischen Nachttischchen, einem Tisch, der mit Windeln und Medikamenten bedeckt war und einem doppeltürigen Kleiderschrank möbliert war. Über dem Kopf von Herrn L. erinnerten ein vergilbtes Familienfoto und sein Meisterbrief, er war Bäcker gewesen, an seine Vergangenheit. Die Seitenwand schmückte ein Kalender aus dem Vorjahr. All dies außerhalb seines Blickfeldes, da Herr L. sich ohne Hilfe nicht rühren konnte. War sein Kopfteil angehoben, schaute er auf die Tür, den Schrank und den darauf abgestellten Fernseher. Wenn er flach lag, was oft der Fall war, blieb ihm nur die weiß gekalkte Decke hoch über ihm. Weiß, stundenlang, Tag ein, Tag aus, immer dasselbe Weiß. Nur seine Nachbarn hatten zwei, drei Mal gewechselt. »Die haben es geschafft«, sagte Herr L. »Nur ich muss hier ewig ausharren.«

Um seinen Sinnen ein wenig Abwechslung zu bieten, fragte ich Herrn L., ob ich ihn nicht einmal nach draußen schieben solle. Seine Augen flackerten kurz auf, und er ruckelte aufgeregt mit dem Kopf über sein Kissen. Doch sofort fiel die Lebendigkeit wieder in sich zusammen. »Das geht nicht, wie soll ich denn hier rauskommen?«, verscheuchte er den Traum, noch bevor er sich einnisten konnte. Doch der Anflug von Begeisterung, den mein Vorschlag ausgelöst hatte, war mir nicht entgangen. Meine Devise war ohnehin »Geht nicht, gibt's nicht«, und so begann ich Pläne zu schmieden. Noch am selben Nachmittag sprach ich mit den Pflegerinnen. Es dauerte, bis ich mich gegen den anfänglichen Widerstand, Herr L. sei viel zu schwer, er könne gar nicht mehr in einem Rollstuhl sitzen und sein Kreislauf würde die aufrechte Haltung vielleicht nicht mehr mitmachen, durchgesetzt hatte. Im Notfall würde ich Herrn L. in seinem Bett nach draußen schieben.

Mir wurde schließlich ein Liegerollstuhl und eine Pflegeperson als Hilfe beim Umsetzen zugesagt. Unterstützt von zwei kräftigen Freunden von mir, verfrachteten wir Herrn L. an einem milden Tag im Mai aus dem Bett. Die gewaltige Rollliege war schwer zu lenken, und auf dem Weg durch die Gänge stieß ich an Türrahmen, Tische und Wände. Endlich waren wir draußen. Herr L. schloss die Augen, als er die frische Luft tief in sich einsog. Seit Jahren fuhr ihm zum ersten Mal wieder ein Windhauch durch die dünnen Haare. »Ist das schön!«, murmelte er und reichte mir die Hand. Wir standen schon fast eine halbe Stunde vor der Eingangstür, als es zu nieseln begann. »Wir müssen rein, sonst werden Sie noch ganz nass.« »Bitte, noch einen Augenblick. Ich habe so lange keinen Regen mehr gespürt.« Herr L. wandte sein Gesicht dem Himmel entgegen und streckte die Zunge heraus. Wie ein kleines Kind versuchte er die Tropfen aufzufangen. Erst als ein Gewitter aufzog, schob ich ihn zurück. Sonne, Wind und

Regen schienen Herrn L. durchdrungen und mehr als nur seine Haut berührt zu haben. Mit einem seligen Lächeln schlief er ein, sobald sein Kopf auf dem Kissen ruhte. Ich betrachtete eine Weile sein ungewohnt entspanntes Gesicht und schlich mich dann leise hinaus.

Noch im selben Sommer wurde Herr L. achtzig. Ich fragte ihn nach seinen Wünschen, seinem Lieblingskuchen und besprach mich mit den Pflegerinnen. Wir wollten seinen Geburtstag feiern. Um die Heimroutine nicht zu stören, wurde verabredet, dass ich alles für die kleine Feier mitbringen sollte. So schleppte ich zwei Körbe mit Geschirr, einer Thermoskanne Kaffee, Sekt, Gläsern und der selbst gebackenen Schwarzwälder Kirschtorte die Gänge entlang. Im Zimmer von Herrn L. deutete nur ein kleines Blümchen auf dem Nachttisch auf seinen Geburtstag hin. »Von der Nachtschwester«, meinte er und ließ sich das Bett höher stellen. Ich räumte den Tisch frei, zog ihn an Herrn L.s Bett und deckte ihn ein. Da sich noch niemand vom Pflegepersonal blicken ließ, half ich dem Geburtstagskind in mein Geschenk. Seine eigenen Sachen waren mit den Jahren längst verschlissen, und er lebte in den T-Shirts Verstorbener. Die meisten hatten jedoch einen so engen Ausschnitt, dass er sich stets graute, wenn sie ihm über den Kopf gezogen wurden. Ich hatte drei T-Shirts mit langer Knopfleiste besorgt, und zur Feier des Tages wählte er das blau-weiß gestreifte. Es flutschte nur so über seinen Schädel, und Herr L. lehnte sich stolz zurück. »Das steht mir, nicht? Vielen Dank!«

Die Kaffeetafel sollte eigentlich um drei beginnen. Inzwischen war es fast halb vier, und ich wurde unruhig. Um Viertel vor vier sah ich auf den Flur hinaus, konnte aber keine der Schwestern entdecken. Wir warteten noch zehn Minuten, dann hielt ich es nicht mehr aus. »Ich guck mal, wo die Damen bleiben«, sagte ich und marschierte ins Schwesternzimmer, wo ich die Pflegerinnen bei einer Kaffeepause antraf. »Entschuldigen Sie die Störung, aber Herr L. und ich warten auf Sie. Wir waren doch zum Geburtstagskaffee verabredet.« Die Pflegerinnen erhoben sich geschäftig, nahmen kleine Tabletts und begannen, Medikamente zu sortieren. Die Stationsschwester kam auf mich zu und drängte mich zur Tür hinaus. »Wir haben zu tun. Die Frühschicht hat Herrn L. bereits heute Morgen gratuliert, und von uns sieht ihn ja jemand bei der Abendbrotausgabe. Für mehr fehlt leider die Zeit.« Die Tür wurde von innen geschlossen.

Unter mir begann der Boden zu schwanken. Mich fröstelte. Gleichzeitig rann ein heißer Schauer über mein Gesicht und vermischte sich mit den Tränen, die ich nicht zurückhalten konnte. Niemand wollte kommen. Herr L. wurde achtzig, feierte einen runden Geburtstag, und niemand wollte mit ihm anstoßen. Ich zitterte vor Wut und Enttäuschung, überlegte, ob ich noch einmal ins Schwesternzimmer gehen und darauf zu bestehen, dass wenigstens eine Schwester mitkam, dass wir es Herrn L. doch versprochen hätten, was ich ihm denn jetzt sagen solle. Ich spürte jedoch wieder den dicken Kloß im Hals und wusste, dass ich keinen Ton würde herausbringen können. Am liebsten wäre ich direkt aus dem Heim nach Hause gerannt, hätte mich vor Scham versteckt und wäre Herrn L. nie wieder unter die Augen getreten. Aber er wartete, ich musste zurück, wenigstens ich.

Herr L. sah sofort, dass etwas nicht stimmte, als ich tränenblind in sein Zimmer stolperte. Einladend schlug er mit seiner verkrümmten Hand auf die Decke, und ich setzte mich auf die ächzende Matratze. »Sie wollen nicht, stimmt's?«, fragte er und fuhr mit seinen Fingerknöcheln mitfühlend über meinen Arm. Nun gab es kein Halten mehr. Ich schluchzte und schniefte, versuchte etwas zu sagen, gab aber nur krächzende Laute von mir. Herr L. wartete geduldig, bis ich mich ausgeweint hatte. »Seien Sie nicht traurig, Mädchen, so sind sie eben. Es kann nicht jeder so fühlen wie Sie. Trinken wir den Sekt eben allein.«

Michaela Krause

Aldi und Kino

Versprich mir, dass ich nie wieder da raus muss.« Wer sagt diesen Satz zu wem in welchem Film? Richtig! Sallys Freundin zu Harrys Freund, an dieser Stelle des Films ein glückliches Paar kurz vor der Hochzeit. Ich weiß nicht, wie oft ich den Film gesehen habe. Ich liebe Kino. Nicht, weil ich erwarte, dass das Leben wie ein guter Film funktioniert, sondern weil mir das Eintauchen in die Welt aus Zelluloid hilft, meine eigenen Wünsche an das Leben zu sortieren. Nachdem ich ›Harry und Sally‹ das erste Mal gesehen hatte, verließ ich meinen damaligen, langjährigen Freund. Durch den Film war mir klar geworden, dass unsere Beziehung allenfalls eine Freundschaft war, nach der Quintessenz des Films gar nicht möglich. Ein Liebespaar waren wir auf jeden Fall nicht, das sah und fühlte ich deutlich.

Fünf Jahre später war es abermals ein Kinofilm, der mir die Notwendigkeit der nächsten Trennung vor Augen führte: ›Before Sunrise‹, eine wunderbare Schnulze. Darin führten die schöne junge Französin Celine und der schöne junge Amerikaner Jesse in Wien schöne junge Dialoge. Einfach schön. Ich habe nach dem Film eineinhalb Tage lang geweint, und dann tatsächlich die Konsequenzen gezogen. Keine Ahnung, warum ich noch eineinhalb Tage gewartet habe.

Zwei turbulente Single-Jahre nach ›Before Sunrise‹ heiratete ich Jerome und gebar in den folgenden Jahren zwei zauberhafte Söhne. Ins Kino ging ich sicherheitshalber nicht mehr so oft, und einer von vielen Gründen für diese Ehe war sicherlich, dass ich »nie wieder da raus« wollte, wie Sallys Freundin so schön gesagt hatte; nie wieder raus auf das Tummelfeld der Geschlechter und in das Chaos der Gefühle.

Kein Kinobesuch, sondern ein Einkauf bei Aldi trieb mich zehn Jahre später für fünf Tage »da hinaus«, und mitten hinein in meine schönste Krise. Weder Wien noch New York waren der Schauplatz, sondern ein gutbürgerlicher Stadtteil in Essen. »Aber ich habe meiner Geschichte vorgegriffen. Das hätte ihm nicht gefallen. Denys hörte gern gut erzählte Geschichten.« Na? Richtig. Karen über Denys in ›Jenseits von Afrika‹.

Der Beginn dieser Geschichte fühlte sich zunächst tatsächlich an wie im Film oder wie in einem Roman. Auf einmal stand er wieder vor mir. Er. Aus heiterem Himmel, real und echt, und genauso zum Anbeißen wie vor zehn Jahren. Aber ich befand mich nicht in einem Film, sondern im Lieblingssupermarkt der Nation an der Kasse. Kein Himmel voller Geigen, sondern eine Schlange voller ungeduldiger Hausfrauen und Rentner hinter mir. Tim, mein Zweijähriger, hatte gerade tatkräftig beim Einräumen der Waren geholfen und die zehn Eier von Hühnern aus Freilandhaltung zerdeppert, Tom, mein Erstgeborener, zerrte erfolglos, dafür aber lauthals motzend an der Tüte einer Mini-Salami, und ich konnte mein Portemonnaie nicht finden. Ich stand also an der Kasse, mit zwei peinlichen Kindern und ohne verfügbares Bargeld, verzweifelt als Alternative die EC-Karte suchend, das Ganze am ersten Werktag nach den Weihnachtsfeiertagen. Ein mit den Hufen scharrender Mob hinter mir, die »Achtunddreißig zwölf, bitte« noch als Nachhall in der Luft und vor mir der Mann, der mir vor zehn Jahren mein Herz gebrochen, ja geradezu zerdeppert hatte, genau so wie mein Tim die Freilandeier. Er lächelte, ließ nicht den Blick von mir und reichte der Kassiererin einen 50-Euro-Schein.

Ich fand meine Fassung genauso wenig wie alles andere gesuchte. »Christian«, hauchte ich. Nach einem Räuspern versuchte ich es noch einmal. »Christian.« Na, das lief doch super: Ich konnte einen Namen zweimal hintereinander fehlerfrei aussprechen, war schlecht frisiert und nicht geschminkt. Mein Kleiner matschte mit den Eiern, und für mich war auf einmal alles wieder da, was ich seit Ewigkeiten erfolglos zu vergessen versuchte. Ich brachte immer noch kein vernünftiges Wort über die Lippen, aber mein Überlebenstrieb meldete sich wieder, und ich machte endlich die Kasse frei für den Mob hinter mir.

»Wie geht es dir?«

»Beschissen, danke der Nachfrage. Ich lebe in einer langweiligen, freudlosen, bisweilen sogar respektlosen, vor allem aber sexlosen Ehe, habe mit meinem Angetrauten etliche Kreditverträge am Bein für ein Haus, das mir gelinde gesagt über den Kopf wächst, und dazu zwei süße, aber überaus anstrengende Kinder, für die ich komplett allein verantwortlich bin, weil ihr Erzeuger es vorzieht, zur Arbeit zu gehen, bevor sie wach sind, und wiederzukommen, wenn sie bereits schlafen. Am Wochenende beobachtet er lieber Ebay-Auktionen als seine Kinder beim Spielen und meckert an meinem Essen rum.« Das hätte ich wahrheitsgemäß antworten können, entschied mich jedoch dafür, die Frage wie das englische How-do-you-do aufzufassen. »Gut, danke. Und dir? Was machst du hier?«

»Warum bist du nicht auf dem Mond, wo ich dich tausend Mal hingewünscht habe. Und warum bist du nicht in Hamburg, in deinem Architekturbüro, oder bei deiner Ehefrau im Loft oder wie diese bescheuerten Wohnungen heißen, die sich nur kinderlose Doppelverdiener in schicken Städten kaufen«, war, was ich eigentlich meinte.

Tom deutete aufgeregt auf seinen Bruder: »Mama, der Timmi …« O nein. Timmilein hatte sich weit aus dem Wagen gebeugt und eine ältere Dame mit Ei beschmiert. Er dachte sicherlich, ihr Pelz sei ein Tier zum Streicheln, war es ja vielleicht auch mal. Jetzt war er ein Fall für meine Haftpflichtversicherung. Die Frau im toten Tier flippte aus, soweit ihre Mitte achtzig das zuließen. Christian beugte sich etwas näher zu mir, sodass ich fast ohnmächtig wurde vor lauter Nähe, und flüsterte in mein Ohr: »Ich muss dich wiedersehen.« Die schnell von mir auf der Rückseite des Kassenbons notierte Handy-Nummer steckte er unbemerkt ein, und so wie er aus dem Nichts aufgetaucht war, verschwand er in demselben.

Auf dem Weg zurück in unser trautes, unaufgeräumtes Heim gingen meine Gedanken zurück: Auch damals, vor zehn Jahren, war er wie aus dem Nichts aufgetaucht. Aber die Situation hatte einfach tausendmal besser gepasst. Irgendwie war ich viel besser darauf vorbereitet gewesen auf diese Begegnung, denn ich war zehn Jahre jünger, hatte zwei Kinder weniger, war wesentlich besser frisiert und geschminkt. Ich werde niemals vergessen, wie mir damals die Knie weich wurden, als er durch den Raum ging. Mein Herz hatte einen kleinen Sprung gemacht, ein Zwischending zwischen Hüpfer und Aussetzer. Ich wusste nichts über ihn, und doch sagte etwas in mir: »Da ist er ja endlich.« Im Laufe jenes Abends kamen wir uns nah und näher und schließlich verbrachten wir in Leidenschaft und Harmonie eine großartige Zeit. Trotzdem wurde daraus nicht mehr als eine Affäre. Denn bei aller Harmonie war Christian doch nicht bereit, seine langjährige Beziehung zu beenden. Ich war mir viel zu schade für die Nummer Zwei in seinem Leben, und so endete es so schnell, wie es begonnen hatte. Dafür hasste ich ihn so verzweifelt, wie ich ihn gern geliebt hätte.

Ein Jahr danach verliebte ich mich in Jerome und er sich in mich. Unsere Liebe schien zunächst auf einem soliden Fundament zu stehen, gegossen aus Verantwortung, Respekt und

Leidenschaft, und damit ideal für die Gründung einer Familie, so dachte ich. Tatsächlich war dieses Fundament viel weniger tragfähig, als ich glaubte. Jeromes Wille zur Verantwortung reichte nicht aus, um die temporär eingeschränkte Freiheit, die eine Familiengründung mit sich bringt, zu verschmerzen. Leidenschaft und Respekt schienen mit dem Wind und mit den Entbindungen zu verwehen. Unsere Ehe wurde zu einer freudlosen Wohngemeinschaft, in der ich mich zunehmend auf die Rolle einer ungeliebten Putz- und Kinderfrau reduziert fühlte. Jerome andererseits nahm sich, was er brauchte. So wuchsen unsere Kinder, während das Fundament unserer Ehe schrumpfte. Während ich den Schlüssel zu unserem Haus in meiner Tasche suchte, suchte ich auch nach einer Antwort auf die Frage, warum mir das Schicksal ausgerechnet jetzt Christian in den Discounter geschickt hatte?

Ich verabredete mich mit Christian einen Tag vor Silvester. Jerome hatte ich gesagt, dass ich mit meiner Freundin Anne das Jahr ausklingen lassen wollte und dass es spät werden könnte. Als ich auf den Parkplatz des vereinbarten Restaurants fuhr, sah ich bereits ein Hamburger Auto dort stehen, eine 24 Liter schluckende Klimavernichtungsmaschine. Ich war so fassungslos, dass ich beinahe das Parken vergaß. Mein Christian fuhr so eine arrogante CO_2-Schleuder! Dieses Auto stand für einen Lebensstil, den ich ablehnte. Worüber sollte ich mich mit ihm unterhalten? Nun gut, über Autos hätten wir wohl aller Wahrscheinlichkeit nach sowieso nicht gesprochen, aber auf einmal wollte ich überhaupt nichts mehr mit ihm reden oder ihn sehen. Der Mann, mit dem ich mir in verschwitzten Nächten ein ganzes Leben erträumt hatte, fuhr im 21. Jahrhundert eine derart lebensfeindliche Karre? Der Mann, der mit mir in unseren Liebespausen über Architektur und soziale Gerechtigkeit im Gegensatz zu sozialem Wohnungsbau diskutiert hatte? Der Mann, der den Mieterschutzbund durch ehrenamtliche Gutachtertätigkeiten unterstützt hatte?

Es klopfte an meine Scheibe, und ich zuckte erschrocken zusammen. Neben meinem Wagen stand er, der Klimakiller, die Umweltsau, der großkotzige Ozonlochvergrößerer, und was soll ich sagen, er sah so sehr zum Anbeißen aus wie der Idealist vor zehn Jahren. Ich stieg aus, und der Boden unter meinen Füßen schwankte. Dieser Mann hatte nichts an seiner Wirkung eingebüßt. Ich tat etwas, was ich vorher so nicht geplant hatte, nicht einmal in meinen kühnsten Träumen, von denen ich wahrlich genug hatte. Ich küsste ihn, als sei nicht ein Tag seit unserer letzten Begegnung vergangen.

Es wurde ein langer leidenschaftlicher und erwiderter Kuss, dort auf dem Parkplatz. Als sich unsere Lippen endlich lösten, gingen wir in wortloser Übereinstimmung ins Restaurant. Wir fingen an zu plaudern. Er erzählte von sich, seiner beruflichen Karriere, von den tollen und interessanten, aber auch von den notwendigen und uninteressanten Projekten, die er betreut hatte. Während der Vorspeise ließ er vor meinem inneren Auge Türme und Mehrfamilienhäuser, Flugzeughallen und Flachbungalows entstehen. Mit zunehmender Begeisterung entfaltete sich auch seine Liebe zum Detail, und als wir bei der Panna Cotta immer noch bei seinem Lieblingsprojekt, der Sanierung seines eigenen Fachwerkhauses in der Peripherie Hamburgs waren, wurde mir langsam langweilig. Ich fragte mich, was er eigentlich wollte. Hatte er am Telefon nicht behauptet, er wollte mich sehen? Damit ich ihn anhimmelte und seinen selbstverliebten Projektbeschreibungen zuhörte? Ich hatte genug von diesem Fachwerkhaus-Mist.

»Christian« unterbrach ich ihn, »warum sind wir hier?« Er kaute unnötigerweise seine gekochte Sahne und wich meinem Blick aus. »Ich wollte dich sehen.« Eine lange Pause entstand, die ich eigentlich nicht gewillt war zu beenden. Stockend begann er: »Meine Ehe wird geschieden. In den letzten zehn Jahren habe ich immer wieder an dich gedacht.« Ja, das ist es, was wir treuen Kinogängerinnen immer auch einmal selbst hören wollen. Und mir, ausgerechnet mir, wurde es jetzt zuteil! In einer aussichtslosen Ehe wie gefangen kam meine unerfüllte Liebe von damals aus dem Nichts und sagte mit leicht abgewandelten Worten: »Steig auf mein weißes Ross, alles wird gut!« Nicht George Cloony oder Johnny Depp saßen hier und gestanden mir ihre ewige Liebe, sondern kein geringerer als …

Aber Moment mal, von Liebe war ja eigentlich noch nicht die Rede gewesen! Die Worte Pferd, Schloss, Erlösung und Neuheirat waren ebenfalls noch nicht gefallen. Ich wollte doch erst noch einmal weiter hören, was mir da in diesem feinen Hamburger Tonfall noch alles offenbart würde. »Sag doch was«, hörte ich ihn sagen, »sag doch was.« Das tat ich nicht. Und er, der bis zu dem Zeitpunkt unglaublich viel geredet hatte, sagte auch nichts mehr. Obwohl das Schweigen an den richtigen Stellen nicht zu meinen Stärken gehört, blieb ich still und blickte ihn unverwandt an. Christian verstand diesen Blick mit dem Selbstbewusstsein eines erfolgreichen Architekten und Geländewagenfahrers so, wie er ihn verstehen wollte, und verlangte nach der Rechnung.

Nach Begleichen derselben brachte Christians technisches Equipment uns in wenigen Minuten in das nächste Hotel, was trotz der unaufregenden Lage im Herzen des bergischen Landes zu dem aufregendsten Ort der letzten zehn Jahre für mich wurde. Wir hatten eine Nacht so leidenschaftlich wie mit Ende zwanzig … Am nächsten Morgen erwachte ich glücklich und ausgeglichen wie schon seit Ewigkeiten nicht mehr. Die Welt schien mich anzulachen und jeder Schleier, jede Ungewissheit, jede Angst vor einem Morgen, Übermorgen und Überübermorgen war verflogen. Und so sah ich messerscharf und unverstellt das Unabänderliche vor mir: Meinen Mann würde ich verlassen müssen, denn eine profillose, lustlose Couchkartoffel, die nicht daran interessiert war, sich mit mir und den Belangen einer fröhlich funktionierenden Familie auseinanderzusetzen, wollte ich nicht länger in meinem Leben haben; eine frustrierte und schließlich unglückliche Mutter hatten meine Kinder nicht verdient. Und ein Weiteres sah ich genauso vor mir: ein selbstverliebter Hamburger, der Angst vor dem Alleinsein hatte, brauchte den leer gewordenen Platz auf meiner Couch nicht einzunehmen, wie gut auch immer der Sex mit ihm war.

Meine schönste Krise vollzog sich zwischen Weihnachten und Neujahr. Als ich Jerome am Silvesterabend verkündete, dass wir uns trennen würden, machte er großes Theater. Wochenlang versuchte er eine Trennung zu verhindern, indem er, mal weinend oder schluchzend, mal schreiend oder zitternd beteuerte, dies sei sein Ende. Auf einen Satz oder nur ein Wort dazu, dass er mich liebte, wartete ich vergeblich. Heute, zwei Jahre später, wohnt er mit einer neuen Frau in einem neuen Haus. Meine Kinder und ich wohnen in einer kleinen, gemütlichen Wohnung mit Garten und sehr netten Nachbarn. Wir haben häufig Besuch, viel Stress und viel Spaß, und vor allem viel Ehrlichkeit und Echtheit. Auf meiner Couch sitze ich glücklich allein. Ich bin sicher, dass das kein Dauerzustand bleiben wird. Um auf jeden Fall nichts zu verpassen, gehe ich wieder regelmäßig ins Kino und natürlich weiterhin zu Aldi.

Sabine Nägele

Rom

Ich war mit meiner Freundin für einen Kurzurlaub in Rom. Unser dritter und letzter Tag hatte recht fröhlich begonnen. Das für mich Schlimmste, der Auf- und Abstieg in der Kuppel des Petersdoms, war überstanden. Das hatte bereits am Vortag stattgefunden. Bei leichtem Nieselregen schlenderten wir durch die Innenstadt, hatten die Spanische Treppe früh am Morgen noch ganz für uns alleine und landeten schließlich am Trevi-Brunnen, von wo ich eine Stunde später mit dem Krankenwagen abtransportiert wurde.

Ich war ganz banal ausgerutscht und hatte mir dabei eine doppelte Knöchelfraktur zugezogen. Ich sehe mich noch immer auf meinen Knöchel starren: Normalerweise ist die Linie vom Schienbein zum großen Zeh relativ gerade. Bei mir war sie unterbrochen. Der Knöchel stand fast im 90-Grad-Winkel einfach an der Seite weg. Seltsamerweise tat es nicht weh. Meine Freundin hatte meinen Knöchel noch nicht gesehen. Sie lachte und meinte: »Na, steh auf«. Ich antwortete ganz trocken und völlig ruhig: »Ich denke, du solltest lieber einen Krankenwagen rufen!« Es begann nun richtig zu regnen. Um mich herum waren ungefähr 200 Menschen, die mich mehr oder weniger interessiert anstarrten und nichts weiter unternahmen. Immerhin kamen zwei Mädchen aus einer englischen Schulklasse sofort zu mir geeilt und fragten, ob sie helfen könnten.

Die nächsten fünf Stunden fasse ich zusammen: Einlieferung ins Krankenhaus, Sprachschwierigkeiten aufgrund von schlechtem bis gar nicht vorhandenem Englisch des Personals, rauchende Ärzte und Schwestern in der Notaufnahme, Transport mit dem Bett im Freien über das Klinikgelände – vorbei an unzähligen Vespas, Autos und Mülleimern bis hin zum Gipsraum. Dort wurde mein Fuß mit, wie mir schien, mittelalterlichen Methoden eingegipst. Neben mir verspeiste eine Helferin ihren Salat, eine andere löste ein Kreuzworträtsel.

Am Schluss hatte sich doch noch ein Arzt gefunden, der fließend Englisch sprach. Unser Rückflug war für den nächsten Tag gebucht. Er erklärte mir, es sei kein Problem, mit diesem Gipsfuß zu fliegen. Er gab mir ein paar Unterlagen auf Italienisch mit und sagte etwas von »Fluggenehmigung«. Dann ging es mit Krücken und Taxi zurück ins Hotel. Die Treppen stemmte ich mich auf dem Hinterteil hoch und war erst mal sehr glücklich, wieder im Hotelzimmer zu sein.

Dort wurde sogleich die »Telefonzentrale« eröffnet: Hilferufe an das deutsche Reisebüro, Information für Freunde und Familie. Das Reisebüro hat mit der Fluggesellschaft alles geregelt – inklusive Rollstuhl für den Flughafen. Wieder dachte ich, das Schlimmste sei überstanden. Dann kam der nächste Tag, der Rückflugtag. Ich durfte das Bein absolut nicht belasten und konnte mich nur hüpfenderweise fortbewegen, was sehr kräftezehrend war. Den Abstieg über die Hoteltreppen unternahm ich wieder sitzend und rutschend.

Das Hotelpersonal nahm meinen Beinbruch gelassen und sah sich nicht zur Unterstützung veranlasst. Am Flughafen stand, anders als angekündigt, kein Rollstuhl für mich bereit. Meine Freundin machte sich auf die Suche. Ich brachte die nächste halbe Stunde auf einem Bein stehend am Taxistand zu.

Dann kam sie wieder. Sie hatte nicht nur einen Rollstuhl, sondern auch einen Mann dabei. Am Flughafen in Rom, so sollte sich herausstellen, bekommt man keinen Rollstuhl ohne einen Mann, der daran »klebt«. Damit nahm das Verhängnis seinen Lauf.

Wir begaben uns an den Check in-Schalter und erklärten, was passiert war. Die Dame erklärte uns, dass sie erst klären muss, ob ich fliegen darf und dass ich so lange warten sollte. Der »Rollstuhlmann« brachte mich zu einer Plastik-Sitzgruppe und signalisierte, ich solle da Platz nehmen. Ich tat wie geheißen. Das hätte ich nicht tun sollen. Damit war der Rollstuhl weg – und zwar für alle Zeiten. Und dann bekam ich nach langem Hin und Her die Auskunft, dass ich nicht mitfliegen dürfe. Ich bekam eine Telefonnummer in die Hand gedrückt. Als ich dort anrief, stieß ich nur auf Unverständnis.

Wir hatten nun zwei Probleme. Das eine war, wie kommen wir nach Deutschland zurück, das andere, wo bleiben wir so lange. Ich hätte mich sofort für den Rest des Tages in das Flughafenhotel eingebucht, um von dort aus alles in Ruhe zu regeln. Aber ich sah keine Möglichkeit, dorthin zu kommen. Da saß ich nun also, ohne Rollstuhl, mitten in einer großen Abflughalle, weit und breit keine erreichbare Toilette, und hatte keine Ahnung, wie es nun weitergehen sollte.

Meine Freundin, die im Englischen nicht so bewandert war, irrte im ganzen Flughafen umher und versuchte an diversen Stellen, die Situation zu erklären und einen Rollstuhl zu bekommen. Ich konnte meinen Platz nicht verlassen und war auch mit meinen körperlichen Kräften am Ende. Ich führte Telefonate mit Deutschland: mit dem Reisebüro, der Agentur meiner Auslandskrankenversicherung, meinem Chef, meiner organisatorisch höchst effektiven anderen Freundin Marita und noch einigen mehr. In Deutschland lief die Hilfsmaschinerie an. In der Reha-Klinik, in der ich und Marita arbeiteten, wurde regelrecht ein »Krisenstab« eingerichtet. Doch das höchst banale Problem, dass wir zunächst einfach nur einen Rollstuhl benötigten, um wenigstens an den Taxistand und ins Flughafenhotel zu kommen, konnte von dort aus natürlich keiner lösen.

Das Reisebüro hatte es probiert, indem sie bei unserer Fluggesellschaft am Flughafen in Rom angerufen hatten. Dort wurde ihnen ein Rollstuhl zugesichert. Als meine Freundin ihn abholen wollte, kam die Frage, welchen Flug wir hätten. Sie erklärte, dass wir im Moment gar keinen Flug hätten. Daraufhin hieß es, man könne uns nur einen Rollstuhl zur Verfügung stellen, wenn wir eine Flugnummer haben. Ich saß die ganze Zeit auf meinem Platz. Ich konnte ja nichts unternehmen. Einmal kam zufällig jemand vom Flughafenpersonal bei mir vorbei. Ich sprach den Mann an und erklärte ihm mein Problem auf Englisch: Wir wollten doch nur einen Rollstuhl, um den Flughafen verlassen zu können! Er wies mit der Hand in die Richtung des Flughafenschalters, an dem die Rollstühle verliehen wurden. Das war der Schalter, an dem wir schon trotz Anruf vom Reisebüro gescheitert waren. Wir drehten uns im Kreis.

Besagter Mann vom Flughafenpersonal kam übrigens noch gut drei oder vier Mal bei mir vorbei. Er vermied es strikt, in meine Richtung zu blicken. Noch heute bin ich sprachlos über diesen Mangel an Hilfsbereitschaft. Würde ich so etwas in einem Film sehen, würde ich lachen und sagen: »Das ist aber ganz schön übertrieben.« So verging Stunde um Stunde. Ich aß nichts, trank nichts – wollte einen Drang zur Toilette gar nicht aufkommen lassen. Immer wieder Krisentelefonate mit Deutschland. Mittlerweile waren die Guthaben auf den Handys verbraucht. Hier profitierten wir wenigstens von der modernen Technik. Von Deutschland aus wurden uns wieder Guthaben aufgeladen. Die Akkus hielten zum Glück.

Die allerletzte zur Verfügung stehende Idee sorgte schließlich für Licht am Ende des Tunnels: Eine Schulfreundin meiner Mutter hat in jungen Jahren nach Rom geheiratet. Der

Kontakt der beiden hielt sich über die Jahrzehnte, wenn auch nur mit Geburtstagskarten und Weihnachtstelefonaten. Aber immerhin! Von meiner Mutter in Deutschland bekam ich die Telefonnummer ihrer Freundin Anke und habe dort bei – für mich wildfremden Menschen – angerufen. Nachdem ich kurz erklärt hatte, wer ich bin und dass ich in großer Not sei, versprach mir Anke zu kommen. Aber Rom ist keine Kleinstadt. Sie brauchte eine Stunde bis zum Flughafen.

Um 18 Uhr traf sie mit ihrem Mann Enzo ein. Nun bemühte sich Enzo, der Muttersprachler, um einen Rollstuhl. Mit Engelszungen redete er auf die Zuständigen ein, um sie zu überzeugen, dass wir einfach – auch ohne Flugnummer – einen Rollstuhl benötigten, und zwar nur, um zum Auto zu kommen. Nach einer weiteren Stunde traf auch der Rollstuhl ein, natürlich mit einem Mann, der daran »klebte«. Am Ende hatte ich sage und schreibe über zehn Stunden in dieser Halle verbracht. Dann konnte ich endlich den Flughafen verlassen. Meine Freundin hatte mittlerweile kurzfristig einen Abendflug nach Deutschland gebucht und mich in der Obhut von Anke und Enzo zurückgelassen.

Als wir bei Anke und Enzo zu Hause ankamen, waren die drei erwachsenen Söhne der beiden da und halfen mir über die Eingangsstufen (ich war wirklich völlig entkräftet) ins Haus. Dort war ein Feldbett aufgebaut, das sie kurzfristig beim Nachbarn geliehen hatten. Anke kochte um 22 Uhr nachts erst mal noch Pasta – und ich war zu Hause! Zu Hause bei wildfremden Menschen, wo ich mich sicher und geborgen fühlte. Noch heute kann ich mich an das Gefühl erinnern, wie schön es war, sich nach diesem Tag auf diesem Feldbett auszustrecken und weich zu liegen. Ein Feldbett kann ein Königreich sein!

Anke sagte zu mir: »Dein Großvater hat meinem Vater so viel Gutes getan, und jetzt kann ich es an Dir wiedergutmachen.« Ankes Vater und mein Großvater lebten ein Leben lang im selben kleinen Städtchen, und als Ankes Vater sehr krank wurde, kam mein Großvater jahrelang, Tag für Tag, und half Ankes Mutter bei der Versorgung ihres Vaters bis zu seinem Tod. Danke, Opa!

Wie sollte es weitergehen, das war die Frage. Anke und Enzo waren sich einig: auf keinen Fall ein italienisches Krankenhaus. Ich musste nach Deutschland zurück, egal wie. Wieder lief die Telefonmaschinerie an. Enzo rief noch einmal bei dem Krankenhaus an, in das ich eingeliefert worden war. Es stellte sich heraus, dass versehentlich bei all den italienischen Papieren keine Fluggenehmigung dabei gewesen war. Das Reisebüro in Deutschland hatte mittlerweile einen deutschstämmigen, in Italien lebenden Arzt einer (anderen) deutschen Fluglinie ausfindig gemacht: Wenn er das o.k. zum Flug gab, würden sie mir sofort den nächsten Flug mit dieser Fluglinie nach München buchen.

Ich wäre überall hingeflogen, auch nach Hamburg, Hauptsache Deutschland. Ich rief den deutschen Arzt in Rom an und schilderte ihm noch einmal alles. Er gab sofort sein Einverständnis; er wüsste gar nicht, warum die mich am Vortag nicht hätten fliegen lassen. Allerdings hatte ich in den letzten 48 Stunden zu viel erlebt, um mich nur auf ein telefonisches Versprechen zu verlassen. Enzo fuhr mit mir nach Rom zurück, und holte in »meinem« Krankenhaus die Fluggenehmigung ab. Dann brachte er mich zum Flughafen, wo das Bodenpersonal dieser Fluglinie mich tatsächlich schon erwartete. Ich bekam wieder einen »Mann mit Rollstuhl«, verabschiedete mich von Enzo und wurde in den VIP-Wartebereich gebracht. Die Frage des »Rollstuhlmanns«, ob ich in einem der (herrlich weichen Leder-) Sessel Platz nehmen möchte, verneinte ich vehement. Ich würde diesen Rollstuhl erst dann verlassen, wenn ich das Flugzeug bestieg. Ich würde DIESEN Rollstuhl um nichts auf der Welt mehr hergeben.

Das sollte – man möchte es nicht glauben – aber noch nicht ganz das glückliche Ende meines Flughafen-Horrors gewesen sein. Nach fast zwei Stunden kam ein anderer Mann mit einem Zettel, um mich abzuholen. Er sprach kein Englisch. Wir haben mit Händen und Füßen diskutiert. Er las mir immer eine »Destination« vor, ich erklärte immer wieder »München« und zeigte ihm mein Flugticket. Ich spürte, dass etwas nicht stimmte. Irgendwann packte er einfach den Rollstuhl und fuhr mit mir los. Flure rauf und runter, Fahrstühle rechts und links – ich hatte keinerlei Vorstellung, wo wir uns befanden. Plötzlich klingelte sein Telefon, er murmelte etwas, schaute verdutzt, und schob mich rückwärts in den Aufzug wieder rein, aus dem er mich vor genau zehn Sekunden herausgeschoben hatte. Ein paar Minuten später saß ich wieder in meinem VIP-Wartebereich.

Vier Stunden später bin ich in München gelandet. Ein Rollstuhl stand parat – mein Blick schweifte durch alle Hallen, die wir durchfuhren: In Deutschland stehen in jeder Halle drei bis sechs Rollstühle einfach so herum. In München wurde ich von einem Kollegen von meiner Arbeitsstelle mit dem Klinikbus abgeholt und für diese Nacht in »meiner Klinik« einquartiert. Die Oberärztin und die Nachtschwester kümmerten sich liebevoll um mich, ich fand einen Obstkorb und Grüße von Kollegen vor und wurde am anderen Morgen ins Akuthaus verlegt, wo die Ärzte schon auf mich warteten, da mein deutscher »Krisenstab« alles vorbereitet hatte. Nie in meinem Leben war ich so glücklich, in einem Krankenhaus zu sein!

Nach drei Wochen Aufenthalt und zwei Operationen (es war ein komplizierter Bruch, der laut Aussage der Ärzte zudem beim Eingipsen nicht eingerichtet worden war) durfte ich – mit Rollstuhl – endlich nach Hause. In den darauffolgenden Wochen, als ich auch zu Hause noch auf den Rollstuhl angewiesen war, habe ich so viel Unterstützung von Familie, Freunden und auch Arbeitskollegen bekommen, dass es mich ganz überwältigt hat. Dieses Erlebnis war die schlimmste Krise in meinem Leben und doch auch die schönste. Denn ich habe erlebt, was wahre Hilfsbereitschaft bedeutet. Ich habe gelernt, dass »Glück« ganz kleine Dinge sein können, wie z. B. zu jeder Zeit an jedem Ort einfach mal schnell auf die Toilette gehen zu können. Ich bin mir der kleinen Dinge im Leben wieder viel bewusster geworden. Es gibt so vieles, für das wir täglich dankbar sein können!

Mein ganz besonderer Dank geht trotz allem nach Italien: An Anke und Enzo.

Als mein Flugzeug an jenem Tag in Rom endlich abhob, habe ich aus dem Fenster auf die Rollbahn gesehen und mir geschworen, nie wieder einen Fuß in dieses Land zu setzen.

Ich habe damals auch keine Münze in den Trevi-Brunnen geworfen. Trotzdem denke ich manchmal, ob ich nicht doch eines Tages an den Ort des Geschehens zurückkehren sollte …

Nora Namtra

Wenn du es akzeptieren könntest

Schön dich zu sehen! Hast du Lust auf einen Kaffee? Ich lade dich ein.

Ist es dir unangenehm, weil man darüber reden könnte?

Ach, weißt du, ich habe mich daran gewöhnt.

Wenn mich heute jemand darauf anspricht, kann ich parieren. Natürlich war das beim ersten Mal ganz anders! Stell dir vor, du hast keine Ahnung. Dir erzählt jemand etwas, was du erst einmal nicht glaubst, dann nicht glauben willst. Dann forschst du doch nach und willst deinen eigenen Augen nicht trauen. Dein Herz bleibt fast stehen, du hörst regelrecht das Zerbrechen deiner Seele und merkst, dass du dennoch weiterlebst.

Aber heute kann ich sagen: »Ja, ja! Das weiß ich schon.« Ist es nicht merkwürdig, wie der Mensch sich an alles gewöhnen kann? Und ist es nicht auch merkwürdig, wie unterschiedlich die Reaktionen der Menschen sind? Von »Lass dich scheiden!«, »Zahl's ihm heim!«, bis zu Bewunderung ob meiner Gelassenheit: »Das könnte ich nicht ertragen!«, »Genau deshalb hab ich mich damals scheiden lassen!«, alles kommt vor. Wenn ich dann beschreibe, wie es ist, habe ich meinem Gegenüber erst einmal den Wind aus den Segeln genommen.

Moderne Ehe nennst du das? Weißt du, ich spreche lieber von einer intellektuellen Ehe. Ortega y Gasset, du weißt schon, der spanische Philosoph, meint nämlich, dass Intellektuelle destruktiv handeln, weil sie alles infrage stellen, alles analysieren und damit grundsätzlich das zerstören, was sie am meisten lieben. Aber unsere Ehe gäbe es nicht mehr, wenn wir beide nur naiv vor uns hin gelebt hätten. Wir leben in einem ständigen Experiment. Es ist wie in einer Achterbahn. Das ist anstrengend, und ich bin manchmal am Ende meiner Weisheit und Kraft. Doch dann läuft die ganze Sache wieder im Ruder, und alles ist gut.

Nein, das war nicht immer so. Als ich Frank kennenlernte, war er so vollkommen anders als alle. Er lehrte mich die Welt mit anderen Augen zu betrachten. Die ewige Revolution war seine Devise, damit die Menschen menschlich und tolerant würden. Endlich hatte ich einen Mann gefunden, bei dem ich so sein konnte, wie ich war. Dachte ich. Ich war stolz, diesen Mann zu lieben und von ihm wiedergeliebt zu werden. Er erklärte mir, dass ich für ihn die Reine, die Unschuldige, ein Engel in Menschengestalt sei. Eben die Richtige.

Ich fühlte mich weder als Heilige noch als ein Engelswesen. Ich war eben ich. Ich wollte mein Leben leben, so wie ich es für mich als richtig empfand. Es konnte kommen, was wollte. Ich hatte keinen Plan. Aber etwas wollte ich immer schon wissen – warum Menschen so handeln, wie sie handeln, die Gründe dafür. Ich stehe gerne in der Mitte des Weges, damit ich nach links und nach rechts schauen kann. Das heißt nicht, dass ich mich nicht entscheiden könnte. Aber ich wäge ab. Meine Mutter würde wahrscheinlich sagen: Sie ist immer schon phlegmatisch gewesen. Nichts bringt sie aus der Ruhe. Das meint sie im negativen Sinn. Aber gibt es nicht bei allem auf dieser Welt immer auch eine positive Seite? Plus und Minus, Licht und Schatten. Sind sie nicht immer in gleicher Weise vorhanden? Kenntest du das Unglück nicht, wüsstest du das Glück doch gar nicht zu deuten, oder? Was meine Familie bei mir als phlegmatisch bezeichnet, bedeutet für mich ein Abwägen zwischen diesen Polen. Heute habe ich viele Fragen: Gefiel Frank meine Naivität, weil er jemand fand, den er prägen konnte? Kann man eine Frau lieben, die selbst wie ein Engel liebt? Ergibt sich daraus nicht automatisch ein Kontrast? Musste er nicht genau das Gegenteil werden oder vielleicht sogar schon gewesen sein?

Als ich spürte, dass mein Mann plötzlich anders war als sonst, versuchte ich die Ursache für diese Veränderung herauszufinden und hinter diese Wand zu blicken. Zuerst dachte ich: mein Mann verdient viel Geld, er muss hart und lange arbeiten. Dann erfuhr ich, dass er gar nicht im Büro war. Und schließlich entdeckte ich, dass mein Mann dieses Spiel mehrfach wiederholte und jedes Mal eine Art Hitchcockfilm ablaufen ließ, um zu verhindern, dass ich etwas bemerkte.

Ja, Hitchcockfilm. Kennst du »Rebecca«? Eine jungverheiratete Frau stellt Dinge fest, von denen sie ganz genau weiß, dass sie richtig sind, und trotzdem hört sie immer wieder Lügen, Ausreden, die ihr das Gegenteil beweisen sollen. Irgendwann wird sie wahnsinnig, weil sie an nichts mehr glauben kann. Ungefähr so musst du dir unsere bisherige Ehe vorstellen. Du brauchst ein paar Beispiele, um das zu verstehen? Gerne.

Ich will aus dem Handschuhfach seines Autos Kaugummis nehmen und entdecke ein einzelnes neues Schlüsselpaar. Echauffiert erklärt er, er habe keine neuen Schlüssel, die seien von seinem Büro! Er geht spät abends noch ans Auto, um seinen Geldbeutel zu holen, den er angeblich vergessen hat. Ich sehe, wie er im Wagen sitzend telefoniert. Er erklärt, dass er mit Geschäftspartnern sprechen muss. Nachts um 23:00 Uhr?!? Er muss mal kurz auf die Toilette und nimmt neuerdings sein Handy mit. Glaubt er, ich habe die SMS nicht kommen hören? Wenn ich ihm dann zu verstehen gebe, dass ich sehr wohl weiß, wer da mit ihm kommunizieren will, sagt er, er hätte doch keine Veranlassung, hier im eigenen Haus mit einer Geliebten zu telefonieren. Das kann er doch wohl besser in seinem Büro! Aber diese Geliebte will sich gar nicht an Bürozeiten halten, sie will in unsere Ehe einbrechen, das ist doch logisch. Er glaubt doch nicht im Ernst daran, dass eine Geliebte Geliebte bleiben will. Sie will die Einzige werden, nicht wahr?

Aber gut, selbst nach solchen Erlebnissen schaut mein Mann mich an, als käme ich von einem anderen Stern, wenn ich Rebecca erwähne. Ich sage dir, das zermürbt. Das ist seelische Grausamkeit. Vor allem, wenn er dann zu mir sagt, dass er mich über alles liebe, dass alles nichts mit mir zu tun habe, dass nur eine Kleinigkeit nicht stimme, meine eigene Sexualität. Ich kann dir sagen, das sitzt.

Nach dreißig Jahren Ehe erfahre ich also plötzlich, dass meine Art der Liebe ihm noch nie genügt hat. Kannst du dir vorstellen, in welches Loch ich gefallen bin? Es gab keinen Boden mehr unter meinen Füßen. Er hat ihn mir einfach weggezogen und mich im luftleeren Raum alleine gelassen. Ich brauchte ein ganzes Jahr, um mich selbst wieder auf die Beine zu stellen. Aber ich stehe jetzt. So wie früher. Nur ist mein Blick auf meinen Mann ein vollkommen anderer geworden. Ich weiß ja, dass der Mann an sich immer wieder neu mit einer Vielzahl kleiner Spermien gesegnet ist, jeden Tag, unaufhörlich. Die Frau hat nur zwei kleine Eizellen, und selbst die wollen nur alle 28 Tage arbeiten. Ist das nicht eine vollkommen unpassende Aufteilung? Ist es da ein Wunder, dass der Mann sich immer neue Ergießungsfelder suchen muss? Wie könnte er denn sonst die Nachkommenschaft sichern?

Und dann die Erotik. Sie muss doch in der heutigen, westlichen Welt auf der Strecke bleiben. Es ist nämlich äußerst kontraproduktiv, wenn du die durchgeschwitzten Hemden, die stinkenden Socken, die schmutzigen Slips, und seien sie noch so aufreizend, in die Waschmaschine werfen musst und dann Lust auf Sex haben sollst. Ich plädiere nicht nur für getrennte

Betten, nein, ich plädiere auch für getrennte Waschmaschinen und Badezimmer. Willst du deinen Mann morgens pinkeln sehen? Ich eigentlich nicht. Aber er findet das ganz normal – und nicht nur das …

Deshalb also holt er sich seine Sinnlichkeit einfach immer wieder woanders. Die Erotik wohnt in der Regel (aber auch das hat es schon gegeben!) nicht bei uns, sondern meistens um die Ecke; sieht immer toll aus, weil sie natürlich jünger ist, aber manchmal braucht auch sie schon (bo)toxische Unterstützung; hat grundsätzlich eine mädchenhaft schlanke Figur, weil sie nie Kinder geboren hat; und hat komischerweise immer Zeit und immer Lust auf den neuen Mann, nämlich ihn. Sie kennt ihn eben noch nicht 30 Jahre.

Klingt alles sehr lustig, nicht wahr. Ich sage dir, es ist zum Heulen. Aber was soll das Heulen bringen? Ich sehe nur noch schlechter aus, ich wirke unattraktiver und gehe ihm mit meinem Insistieren auch noch kräftig auf die Nerven. Und Insistieren bringt diesen Mann in Rage. Nichts verträgt er schlechter, als Unzulänglichkeiten zugeben zu müssen. Er ist nämlich nebenbei auch noch der größte Narziss, den ich kenne. Nichts kann diesen Narzissmus erschüttern. Er ist sein eigener Fels in seiner eigenen Brandung. Und ich habe das Gefühl, diese Brandung wird immer schlimmer. Es wäre für ihn doch viel einfacher, nicht zu lügen. Er hätte sein Gehirn frei für die schönsten Dinge der Welt oder auch nur für seine Arbeit. Aber nein, er muss sich dauernd anstrengen, Frauen und Begebenheiten nicht durcheinanderzubringen. Ich weiß die Wahrheit ja doch nach einer Weile.

Aber weißt du, es geht hier nicht um mich. Es geht um ihn. Die geheime Liebe ist die schönste, die unbeschwerteste, die romantischste von allen. Die muss eine Zeit lang ausgekostet werden. Denn er weiß, wenn ich Bescheid weiß, wird daraus ein Kampf um Zeit und Macht. Es wird für ihn zur Tortur.

Und das ist ja auch kein Wunder! Wo doch Männer ein vollkommen anderes Verhältnis zu Liebe und Erotik haben. Seine außerehelichen Abenteuer, ich sagte es schon, hätten mit mir überhaupt nichts zu tun, denn es geht dabei ja nicht um Liebe, sondern um den reinen Sex. Und das kann eine Frau nicht. Sie verliebt sich immer in den Mann, mit dem sie ein Verhältnis beginnt, sagt er mir.

Die Erfahrung, dass ich mir einen Mann suche, der meine Art der Sexualität richtig findet, hat er auch schon gemacht. Und da hättest du ihn mal erleben sollen. Das darf es nicht geben. Jetzt frage ich mich natürlich, erstens, was mit den Frauen ist, die sich in meinen Mann verlieben? Ticken die etwa anders? Sind das Frauen einer anderen Kategorie? Und zweitens, warum steckt mein Mann dann jedes Mal in einer Krise, wenn das alles so einfach für ihn ist? Und drittens: Glaubt er wirklich, dass mich seine Abenteuer kaltlassen können?

Du nickst. Du hast das auch schon herausgefunden, ich weiß. Du dachtest, je schneller ich Bescheid weiß, desto schneller muss er sich entscheiden. Hast du mir nicht vor einiger Zeit erklärt, dass Frank nur mit Hilfe einer neuen Frau über das Stalking der Vorgängerin hinwegkommen wird? Wenn das so ist, dann weiß ich endlich, warum er dauernd irgendwelche Damen braucht, denn er muss ja immer wieder von der vorhergehenden loskommen.

Du meinst, irgendwann sollte man aufgeben und einfach alles laufen lassen? Du meinst, ich sollte ihn endlich laufen lassen. Aber das geht nicht. Wenn du wirklich liebst, funktioniert das nicht, egal welche Art von Frau du bist. Das müsstest du doch wissen! Du möchtest ihn ja auch alleine. Du willst doch auch mit dem Menschen, den du liebst, möglichst viel Zeit verbringen? Was glaubst du, wie oft ich schon zu Hause saß und wartete. Es gab Zeiten, in denen ich vor Angst verging, weil ich den ganzen Tag nichts von ihm hörte und wusste, dass er für einen Auftrag irgendwo im Land unterwegs war. Das Essen auf dem Herd verkochte, ich hungerte, weil ich ja mit ihm essen wollte. Wir haben doch nur das gemeinsame Essen, bei dem wir Gespräche führen können. Wir stehen zu unterschiedlichen Zeiten auf, gehen unserer Arbeit nach, und nur am Abend wäre Zeit füreinander.

Du wartest also, und er kommt nicht, oder so spät, dass er am Tisch sitzend einschläft. Kein Wunder, denn er hat sich ja geistig im Beruf und körperlich im fremden Bett verausgabt. Und er wird auch nicht jünger. Das strengt an. Ich seh ihm doch an, wenn es wieder einmal Stress gegeben hat. Und wenn er nicht erzählen will, weshalb, dann weiß ich, es hat etwas mit der Erotik zu tun. So schnarcht er neben mir, und ich liege wach. Ich schlafe ein, und er wacht auf. Er weckt mich mitten in der Nacht und will aufstehen, weil er arbeiten muss. Kein Wunder, denn er hat ja keine Zeit mehr für seine Arbeit. Dass ich mir da Sorgen um seine Gesundheit mache, bei jedem Geräusch am Fenster stehe und darauf warte, dass die Polizei auftaucht, sagt: Unfall, Krankenhaus, Tod, kannst du dir denken. Ich hasse Warten!

Was er dazu sagt? Er beantwortet das alles mit dem archimedischen Grundsatz: Störe meine Kreise nicht. Allerdings interpretiert er diese Maxime so: Jeder Mensch kann in seinem Kreis alles tun und ist dafür natürlich auch verantwortlich. Betritt er aber den Kreis eines anderen, dann muss er seine Bedürfnisse hintanstellen. Natürlich frage ich mich schon seit Langem, ob seine Affären wirklich nichts mit mir zu tun haben, wie er immer erklärt, und wo unsere jeweiligen Kreise eigentlich liegen.

Wenn ich diesen Gedanken fortsetze, komme ich zu dem Ergebnis, dass wir offensichtlich keine Überschneidungen hatten und haben. Die Kinder sind aus dem Haus. Wir frühstücken nicht gemeinsam, weil er morgens am besten »arbeiten« kann. Wir essen nicht zu Mittag, weil er keinen Hunger hat. (Ich weiß aber, dass er woanders isst.) Wir essen nicht zu Abend, weil er abnehmen muss. (Ich weiß aber, in welchen Kneipen er gesehen wird.) Wir gehen in kein Konzert, kein Theater, kein Kino mehr, weil er ab zwanzig Uhr einschläft. Aber er behauptet, mich zu lieben, mit der Prämisse, gleichzeitig ein freier Mensch sein zu wollen. Doch ich behaupte, wer liebt, kann nicht frei sein! Natürlich ist Frank nicht frei, auch wenn er es gerne wäre, denn er liebt mich und ist mir auf seine Weise treu. Er wird mich nicht verlassen. Ich habe ihm erklärt, ich würde gehen, wenn er nun endlich doch eine Liebe gefunden hätte, bei der alles stimmte. Mit meinen moralischen Ansichten ist es nämlich nicht vereinbar, dem Menschen im Weg zu stehen, den man am meisten liebt. Denn die Liebe gibt, sie nimmt nicht, sie fordert nicht, sie ist einfach da.

Wenn er dir sagt, dass er dich liebt, dann stimmt das auch. Frank kann auf alle möglichen Arten lieben. Und deshalb mache ich dir einen Vorschlag: Akzeptiere unsere Dreierbeziehung. Warum schaust du so? Du wolltest ihn ganz für dich alleine, ich weiß. Aber das wird nie sein, denn auch du wirst irgendwann von ihm hintergangen. Doch so, wie es im Moment ist, hat jeder, was er braucht. Betrachte es doch als Glück, ihm deine Sinnlichkeit geben zu können, denn ich kann das nicht. Deshalb bitte ich dich, lass mir die Nächte. Du bekommst ihn frisch geduscht am Morgen, aber in meinem Bett verbringt er die Nacht.

Wenn du es also akzeptieren könntest …

Steffi W. Neukirchen

Mein altes Leben ist vorbei

Ich sitze im Schlafzimmer, und mein Blick fällt in die Krone der Platane vor unserem Fenster. Der Himmel ist grau – grau wie meine Gedanken. Im Nebenzimmer höre ich M telefonieren. Er spricht mit einer Bekannten, sie arbeiten gemeinsam an einem Projekt. »Ja, lass uns gerne treffen. Morgen zum Mittagessen? Zum Kaffee? Gerne, ich bin flexibel.« Ich nicht. Meine Gedanken werden noch ein bisschen grauer. Mein Leben ist vorbei. Mein altes Leben ist vorbei, meine Freiheit, meine hart erkämpfte Selbstbestimmung. Tränen laufen über meine Wangen. Ich nehme ein schwaches Geräusch wahr und blicke nach unten. Du schläfst an meiner Brust, du schöner kleiner Mensch, du bestimmst meine Welt. Ich spreche deine Sprache nicht, kann deine Bedürfnisse oft nur erahnen, und keiner hat mir gesagt, wie du funktionierst. Ich war zehn Monate lang auf Händen getragen worden, von M, von meiner Umgebung, wissend angelächelt von Frauen auf der Straße, tief erfüllt von Vorfreude. Plötzlich war mein Bauch weg, und von heute auf morgen war ich in der Verantwortung, einen anderen, kleineren Menschen auf Händen zu tragen. Das wurde mir schmerzlich bewusst, als ich zwei Wochen nach deiner Ankunft Windeln kaufen wollte. Ich musste mich zum untersten Fach hinunterbücken, und die Verkäuferin wies lediglich mit dem Kopf nach links, als ich nach Stilleinlagen fragte. Warum geht sie nicht los und holt mir welche? Ich hätte mich am liebsten auf einen Stuhl gestellt und in den Raum hineingerufen: »Hallo, ich habe ein Kind zur Welt gebracht!«

Wahrscheinlich hätten sich zwei Drittel aller Frauen verwirrt oder belustigt zu mir umgedreht: »Na und?«

April
Es ist Frühling. Vor elf Tagen habe ich einem kleinen Löwen das Leben geschenkt. Seitdem ist nichts, wie es war. Meine Welt ist nur noch 1,40 x 2,00 Meter groß, cremefarben und türkis. Die Hebamme kommt an den ersten Tagen täglich zu uns nach Hause, kontrolliert das Neugeborene – seinen Allgemeinzustand, seinen Nabel, sein Gewicht – und dann die Mutter. Sie steht mit praktischen Tipps zur Seite und hilft eine Stillstrategie zu entwickeln. Strategische Markenführung, Kommunikationsstrategie, alles Strategien, mit denen ich bestens vertraut bin. Dass man in Bezug auf das Thema Stillen auch von Strategien sprechen kann, ist mir neu. Vielleicht sollte ich mich zusätzlich mit anderen »Betroffenen« über ihre Strategien austauschen? Vielleicht doch die »Offene Stillgruppe« besuchen?

Ich stehe vor dem Spiegel. Dafür, dass ich heute Nacht nur 4,5 Stunden geschlafen habe, sehe ich ganz gut aus. Mein Blick wandert über meine Schultern, ich trage ein helles Shirt mit V-Ausschnitt – ich bleibe auf Brusthöhe hängen: eine beachtliche Oberweite, die eine Brust kuckt nach links oben, die andere nach rechts unten. Die Stilleinlagen – extra slim oder extra dry? – sind dafür verantwortlich, gepaart mit dem schlecht sitzenden Still-BH. Wer denkt sich so was aus? Ich fühle mich wie ein entsexualisiertes Muttertier. Muss man mich an meinen schielenden Brüsten erkennen?

Meine beachtliche Oberweite produziert Muttermilch. Unaufhaltsam läuft sie, wenn Leo schreit, sich auf einer Brust abstützt oder einfach so, wenn ich nach dem Duschen in den Spiegel sehe. Wenn man bedenkt, dass Leo pro Mahlzeit mindestens 70 ml trinkt und das sieben Mal in 24 Stunden, macht das einen halben Liter am Tag, also 3,5 Liter pro Woche – Tendenz steigend. Das wiederum bedeutet, dass ich mich in ca. 15 Wochen einmal selbst in Muttermilch aufgewogen haben werde. Leistungsfähigkeit und Erfolg bekommen eine ganz neue Dimension.

Mai

Ich sitze auf Leos Beistellbett, ich benutze es als Bank. Meinen linken Fuß habe ich auf dem Nachttisch abgestellt, eine Milchflasche mit Saugnapf klemmt zwischen linkem Oberschenkel und linker Brustwarze, mein linker Unterarm wirkt unterstützend, während meine linke Hand Milchflasche und Saugnapf an die rechte Warze presst. Das ist effektiver, sagt Kristine, die uns in der Wochenstation betreut hat. Leo liegt satt und trotzdem noch nicht ganz glücklich im Bett. Mit der rechten Hand biete ich ihm abwechselnd die Flasche, einen Schnuller oder meinen kleinen Finger an. Multitasking at it's best. Genau dieser kleine Finger steckt in seinem Mund, als mein Handy klingelt. Es liegt in kaum 30 Zentimeter Entfernung vor mir, es ist M, wir sind verabredet … es ist unerreichbar.

Juni

Babymassage – offizielles Ende 16 Uhr. Wir verlassen den Raum um 17 Uhr. Leos linkes Bein ist massiert, ebenso sein Rücken. Das Handtuch vom AK Altona ist vollgekackt, mein Kleid feucht. Feucht, weil die Luft im Raum 30 Grad warm war; feucht von Stressschweiß, weil Leo weinte, sehr weinte und deshalb überwiegend an meiner Brust lag; feucht, weil er dabei – nackt – seinen Bedürfnissen freien Lauf ließ. Meine persönliche Herausforderung bestand darin, mit wehem Rücken und einschlafenden Beinen zu stillen, gleichzeitig meine Sitzposition zu verändern und mich dabei NICHT in die große Wasserlache zu setzen, die entstanden war, als ich mit dem Fuß mein Wasserglas umwarf. Eine weitere Falle für mein Kleid.

Immer noch Juni

Bald schon werden wir dein Alter nicht mehr in Wochen messen, kleiner Löwe, sondern von Monaten sprechen. Die achte, neunte Woche steht erneut für einen Wachstumsschub, vielleicht kommt daher dein Löwenhunger. Heute Morgen stille ich dich um sechs, um halb acht, um neun … wir wandern vom Sessel ins Bett, doch sobald du im Babybay liegst, antwortest du mit Protest. Ich hole dich zu uns rüber und biete dir die Brust an. Dem letzten Stillen folgt süßer Schlaf. Du bist erschöpft von der Anstrengung, ich bin müde, weil du mir nur vier Stunden Schlaf gegönnt hast. Wir schlafen beide ein, inmitten unserer türkisfarbenen Insel. Als ich erwache, nehme ich dich wahr, mit sanftem Atem wärmst du meine Brust, deine kleine Hand hat sich im Ausschnitt meines T-Shirts verfangen. Mein Oberkörper und meine angewinkelten Beine formen eine schützende Höhle für dich. Ich nehme ein bisschen Abstand, um dein Gesicht betrachten zu können, deine feinen Züge, die schon so »erwachsen« aussehen, verglichen mit der kleinen Raupe, die du vor wenigen Wochen warst.

Juli

Der kleine Löwe gedeiht. Er wiegt ungefähr fünfeinhalb Kilo, und die kleinen Hautfalten an seinem Bauch werden langsam zum Nabel. Es ist sein Bauchspeck, der die Vertiefung entstehen lässt. Nicht nur Leo verändert sich, sondern auch die Löwenbändigerin. In den ersten Tagen nach der Geburt habe ich mich gefragt, wo ich wohl sexy Still-BHs kaufen könnte, warum es keine Schalen-Still-BHs gibt, habe mich entsetzt über die Punkte, die die Stilleinlagen auf meinen Brüsten hinterlassen. Wenn Leo mich anspuckte, habe ich mein T-Shirt gewechselt, gerne dreimal am Tag. Heute ist das anders. Die Haare an meinen Beinen, die ich heute Morgen wegrasiert habe, waren ungefähr zwei Zentimeter lang. Mein iPhone ist verklebt von Muttermilch. Manchmal sitze ich abends – während »meiner Zeit« ab elf – am Computer und frage mich, wo dieser komische Geruch herkommt, um dann festzustellen: ich bin es selbst. Leo kotzt mich an – immer noch, immer wieder, immer öfter. Ich liebe ihn – trotzdem.

August
Nachdem Leo vor Wochen schon »durchgeschlafen« hat, also von zehn bis vier oder von zehn bis fünf oder manchmal sogar von zehn bis sechs, ist jetzt alles anders. Ich erinnere mich an Marias Worte: »Warte mal ab bis zum vierten oder fünften Monat …«. Jetzt ist es soweit. Leo schläft, bzw. schlief die letzten zwei Nächte maximal zwei Stunden am Stück, und ich fühle mich wie ausgespuckt. Er befindet sich (angeblich und hoffentlich) in einer Wachstumsphase und ist – angeblich – verunsichert über das, was gerade mit ihm passiert. Mhm. Kann er das nicht einfach nur tagsüber sein? Und markieren diese zwei Nächte den Beginn der Wachstumsphase, die fünf (!) Wochen dauern kann? Sind wir mittendrin oder hoffentlich fast durch?

Morgens liege ich wie erschlagen da, es ist schon neun Uhr, und ich kann mich noch nicht bewegen – im Gegensatz zu Leo, der fröhlich strampelt und verschiedene Laute übt. Ich kann immer wieder seine Bewegungen spüren, dann Stille und stattdessen ein Lufthauch auf meiner Wange. Ein offenes Fenster? Ich öffne ein Auge für wenige Millimeter und blicke in sein Gesicht. Seine Augen sind kaum zwanzig Zentimeter entfernt, weit aufgerissen, interessiert, fragend und er atmet konzentriert in meine Richtung. Ich kneife mein Auge sofort wieder zu, ich schlafe noch. Leo fährt fort mit seiner Morgengymnastik, kuckt immer wieder mal rüber (Lufthauch), und manchmal trifft mich eine ungelenke Hand an der Schläfe.

Immer noch August

Sommerfestival auf Kampnagel. Freunde von mir fühlen sich verantwortlich für meine »Resozialisierung« und laden mich zu einem allerersten (!) Abend ohne Leo ein. Ich trage ein schönes Kleid, es ist warm, wir sitzen draußen. Ich spüre vergessenes Leben und genieße es in vollen Zügen. Unser Stück beginnt um 21 Uhr. Wir stehen in der Schlange, ich hole meine Karte aus der Tasche, noch zwei Besucher sind vor mir, dann bin ich dran. Mein Handy klingelt. M: »Kannst du bitte kommen?« »WAS?« Schweißausbruch. Was ist los? Leo brüllt im Hintergrund. »Er wollte trinken und hat sich verschluckt. Seine Atmung hat ausgesetzt …« Ich höre nur halb zu, weil ich im Kopf schon den Rückweg durchgehe. Rad und S-Bahn oder Taxi, egal wie ich mich auf den Weg mache, ich brauche mindestens eine halbe Stunde oder länger. »Muss das wirklich sein?« Ich will nicht. Wir vereinbaren eine Viertelstunde zu warten, ich verspreche mein Handy draußen zu lassen. Mein Herz hört nicht auf, wie wild zu schlagen. Nach fünf Minuten kommt die Nachricht: »Er schläft.«

September

Mein Leben wird bestimmt von Mami-Treffen. Ich treffe die Geburtsvorbereitungs-Mamis, die Babymassage-Mamis – die bald Babyschwimm-Mamis sein werden – und die Freunde-Mamis, die teilweise Pekip-Mamis waren. B sagte beim letzten Pekiptermin, dass sie hingegen anderer Mamis NICHT auf der Suche nach neuen sozialen Kontakten sei, weil sie schon gar nicht mehr wisse, wann sie noch mehr Mamis treffen soll. Mami-Treffen sind wohltuend. Wir führen Babygespräche, tauschen Erfahrungen aus und hören, dass andere auch nicht mehr schlafen. Wir unterhalten uns über die Vorzüge und Nachteile von 6fach-Impfungen, die Einführung von Beikost mit Pastinake und Möhre, die dürftige Auswahl von Jungsklamotten bei Zara, Hochzeitslocations in und um Hamburg, unsere postnatalen Körper, die Urlaubskosten eines Individualtrips nach Malle mit zwei Kindern und über Immobilien – im allgemeinen und ganz konkret. Beim letzten Treffen stille ich Leo auf dem Sofa, sein Bäuerchen läuft mir warm den Rücken hinunter. Zum Glück bleibt das Sofa verschont. So etwas passiert bestenfalls bei einem Mami-Treffen.

Auf dem Heimweg fängt Leo im Lessingtunnel an zu brüllen, kein Lied und kein Spielzeug kommt dagegen an. Ungefähr zum gleichen Zeitpunkt bemerke ich, dass ich dringend zur Toilette muss. Leo brüllt, als ich in die Bernstorffstraße einbiege und die Parkplatzsituation scanne. Er brüllt, als ich einmal um die Kirche herumfahre. Er brüllt, als ich mit meinem Parkmanöver beginne, und er brüllt, als ich zweimal den Wagen abwürge. Mit Schweiß auf der Stirn und angespanntem Beckenboden stehe ich nach dem dritten Anlauf in der Parklücke. Jetzt nur noch 100 Meter zur Haustüre joggen, sechs Treppen hoch, Leo mit entschuldigendem Blick in Ms Arme drücken und im Badezimmer verschwinden. Geschafft.

Oktober

M arbeitet wieder und muss deshalb gut schlafen. Wenn Leo neben ihm liegt, kann er nicht gut schlafen, weil er Angst hat, er würde ihn überrollen, seinen Arm quetschen oder ähnliches. Leo ist schwerer geworden, sein Schlaf leichter, was bedeutet, dass man ihn im schlafenden Zustand nicht mehr gut bewegen und umbetten kann. Wenn er beim Umbetten aufwacht, kann es gut sein, dass er bis zu einer Stunde braucht, um wieder einzuschlafen.

Leo schläft beim Stillen ein, deshalb stille ich ihn zum Schlafen. Ich lege ihn dann so weit wie möglich an den Rand unserer 1,40 m breiten Insel – begrenzt von außen durch das Beistellbett. Das geht nachts ein- oder zweimal gut, aber spätestens dann muss ich die Brust wechseln. Letzte Nacht um 2:57 zog ich ihn nur ein wenig Richtung Bettmitte und klemmte mich selbst zwischen ihn und das Beistellbett. Das klappte zum Stillen ganz gut, er schlief wieder ein, ich nicht. Die Lücke, in die ich mich positioniert hatte, war zu schmal zum Schlafen, die Lücke zwischen Leo und M leider auch. Kopf und Schultern im Babybay, Hüfte auf der Bettkante unterhalb von Leo, die Beine quer – ein Versuch war es wert. Ich wache auf, als M sich im Bett halb aufsetzt und irgendetwas murmelt. Ein Blick auf die Uhr: 6:22. »Was?« – »Leo schnarcht.« Wir blicken beide auf meine Betthälfte, wo unser Sohn mit weit ausgestreckten Armen liegt und sägt. »Ich liege im Babybay.« Warum sage ich das? »Wie bist du denn da reingeraten?« Gute Frage, das ist eine sehr gute Frage.

Wieder Juni
Heute ist vieles anders. Mein Körper hat wieder die gleiche Form wie vorher, die riesigen Brüste sind auf ein Normalmaß geschrumpft, Still-BHs sind überflüssig geworden – obwohl Leo immer noch an meiner Brust einschläft. Er schläft (oft) von zehn bis fünf oder sechs Uhr morgens durch. Ich führe das auf sein eigenes Zimmer zurück, das er seit einem Monat hat oder auf die Tatsache, dass er die achte und letzte Wachstumsphase im ersten Lebensjahr hinter sich gebracht hat. Seine Welt kennt jetzt Programme: putzen, telefonieren – gerne mit Handys und genauso gerne mit Turnschuhen, Zahnbürsten und Blumen; küssen – das wurde mir erst beim zweiten Mal klar, als ich auf seinem Bett lag, er halb auf mich kletterte und sein leicht geöffneter, sabbernder Mund immer näher zu

meinem kam. Vielleicht liegt sein guter Schlaf auch an der Tatsache, dass er kein Gitterbett hat, dass ich mich nicht beirren ließ von den entsetzen Blicken anderer Mütter, als ich meine Idee mitteilte.

Leo sitzt mit uns am Tisch, isst weitgehend alleine mit Händen und Gabeln, und wenn er satt ist oder keine Lust mehr hat, dann signalisiert er das – deutlich. Ich hebe ihn aus seinem Stuhl, und er fordert mich auf, mitzukommen. Wenn ich mich zum dritten Mal weigere, »geht« er alleine. Das wirklich selbstständige Gehen hat sich in den letzten drei oder vier Tagen entwickelt. Sein bester Helfer war ein roter Fußball mit weißen Punkten – mit dem spielt er auch jetzt: di di di di di, bda bda bda, dann ein Kreischen. Er liebt Fußball spielen, nimmt den Ball mit den Händen auf, wirft ihn weg, rennt hinterher – und schießt. Manchmal verliert er dabei das Gleichgewicht und fällt auf den Ball, der dann als Airbag dient oder auf den dicken Windelhintern, um dann so schnell wie möglich wieder aufzustehen, um im Spiel zu bleiben. Ich nehme sein Kreischen mit meinem Handy auf und höre es abends, wenn er schon lange schläft, ich alleine in meinem Bett liege und ihn vermisse.

Dagmar Maria Toschka

Mitten hinein

Klack, klack«, hörte ich und sah an meinem Hosenbein hinunter auf den Fußboden unseres Badezimmers. Dort tanzte ein schmaler Goldring, der mir gerade heruntergefallen war, auf den Steinfliesen hin und her.

Ins Bad hatte ich mich zurückgezogen, weil mein eigenes Zimmer mir nicht sicher genug schien, das konnte man nicht abschließen. Von meiner Mutter unbemerkt hatte ich die lederne Schatulle mitgenommen, in der sie ihren Schmuck aufbewahrte. Seinen Inhalt kannte ich gut, denn jedes Jahr zu Weihnachten zeigte sie mir jedes Stück einzeln, während sie etwas aussuchte, um sich für den Heiligen Abend zurechtzumachen. Die goldenen Ohrringe meiner Großmutter, welche neben ihrer Perlenkette lagen, ignorierte sie dann immer. Auch das gehörte zu ihrem kleinen Schmuck-Ritual. Meine Mutter hatte die Creolen von ihrer Schwiegermutter vererbt bekommen, mit der sie sich nie gut verstanden hatte. Dabei mochte ich diese Creolen besonders gern. Eine davon war mir gerade heruntergefallen. Ich hob sie auf, legte sie behutsam auf meine Hand und betrachtete sie ausgiebig. Sie war so fein und leicht wie ein geschwungener Seidenfaden, leider nun mit Delle.

»O je«, dachte ich, »selbst wenn ich es nicht tue, habe ich schon ein Problem.« Wie sollte ich diese Delle erklären? Andererseits konnte ich die Schatulle einfach wieder im Schrank verstauen und mich dumm stellen, sollte Mutter überhaupt je etwas bemerken. Das hätte allerdings mein Vorhaben vereitelt.

Denn ich war fest entschlossen, diese ungewöhnlichen Ohrringe zu tragen. Außerdem wollte ich dringend Ohrlöcher. Meine Mutter hatte mir ihren Standpunkt zu diesem Thema gerade erst eindrücklich klargestellt. Sie verbot es mir, meine Ohrläppchen »zerstechen« zu lassen, wie sie es nannte. Diese Löcher müsse ich dann für immer mit mir herumtragen. Eine Verunstaltung geradezu, wie sie fand. Mit fünfzehn hätte ich noch keine Ahnung, was es hieße, sich selbst zu beschädigen. Davor wollte sie mich unbedingt so lange bewahren, wie sie könne.

Vorsichtig versuchte ich, die Delle mit meinen Fingern zu glätten. Alle meine Freundinnen hatten bereits diesen so entstellenden Eingriff an sich vornehmen lassen und trugen Ohrringe. Auf dem Rand der Badewanne hockend brauchte ich eine ganze Weile, bis ich genügend Traute fand, um meinen heimlichen Plan anzugehen. Ich nahm mein letztes Taschengeld, verabschiedete mich mit den Worten: »Ich geh schnell zu Petra«, von meiner Mutter und lief mit der geheimen Gold-Fracht in der Tasche zum einzigen Juwelier der Stadt. Der wollte als erstes wissen, ob ich schon 16 Jahre alt sei. Ich nickte. Dann überreichte ich ihm die Ohrringe. Er desinfizierte sie kurz und durchstieß mit einer Zange eines meiner Ohrläppchen. Ich jaulte auf, und bevor ich es mir anders überlegen konnte, wiederholte er das Gleiche sofort auf der anderen Seite. Ende der 70er-Jahre nahm man Hygiene- und andere Vorschriften wohl eher unbekümmert. Sofort pochten meine Ohrläppchen, als wären sie ganz durchtrennt worden. Aber nun trug ich sie. Echte Jugendstil-Creolen.

Leicht benommen bezahlte ich, verließ das Geschäft und fühlte mich merkwürdig. Neben dem heftigen Pochen in meinen Ohrläppchen spürte ich auch Scham. Mutter hatte ich ja erzählt, dass ich zu meiner Freundin Petra ginge. Jetzt stand ich auf der Straße und wusste nicht, wohin mit mir. Für einen

Augenblick starrte ich auf die grauen Gehwegplatten unserer kleinen Stadt und überlegte, ob ich nicht wirklich bei Petra das Abklingen dieses Schmerzes abwarten sollte. Schließlich würde mich an diesem Tag noch Schlimmeres erwarten, wahrscheinlich von der Wucht eines Vulkanausbruchs. Nicht nur hatte ich meine Mutter darüber angelogen, wohin ich ging, sondern auch noch ihren Schmuck entwendet, zumal den der verhassten Schwiegermutter, um mich zu guter Letzt über ihr Ohrlochverbot hinwegzusetzen. All das musste den Erziehungskosmos meiner Mama sprengen. Dessen war ich mir bewusst.

Ich fühlte mich flau und blickte Halt suchend auf die Glasscheibe des Juweliergeschäfts. Ringe, Brillen und Hörgeräte lagen in der Auslage. Langsam taumelte ich in eine kleine Nebengasse. Keinesfalls wollte ich von jemandem gesehen werden, der mich kannte. Meine alte Grundschule lag nur einige Straßen entfernt. So ging ich auf den Schulhof, der still auf mich zu warten schien. Das ockerfarben gestrichene Gebäude umstellte in Hufeisenform den Hof, auf dem ich vier Grundschuljahre lang gespielt hatte. Ich hockte mich auf jene kleine Steinmauer, auf der wir früher in unseren Pausen mal sitzend, mal balancierend, aber immer schwatzend unsere Brote aßen. Meine Ohrläppchen wagte ich nicht zu berühren. Sie brannten, als steckten Pfefferschoten in ihnen. Trotzdem hätte ich mich gerne ausführlich im Spiegel angeschaut. Im Juweliergeschäft hatte man mir dafür wenig Zeit gelassen.

Ich betrachtete das verblassende Gelb der Hauswand und fragte mich, ob es die Sache wert gewesen war. Meine Mutter vorher zu fragen, ob ich die Ohrringe hätte benutzen dürfen, wäre zwecklos gewesen, so viel stand fest. Andere Ohrringe konnte ich mir nicht leisten. Und ohne wollte ich nicht bleiben. Also war meine Entscheidung nur logisch. Dennoch empfand ich meine heimliche Schandtat als unerhört. Mutter reagierte sicher sehr enttäuscht darauf. Zu Recht. Der Gedanke daran schmerzte. Wahrscheinlich würde sie mir eine runterhauen. Das tat sie nur im Notfall. Wann immer es passierte, schockierte es uns beide gleichermaßen. Ein Fall wie dieser aber verlangte schon nach einer Tracht Prügel. Mir wäre es recht gewesen, wenn ich nur dadurch die Sache hätte aus der Welt schaffen können.

Vielleicht war es ja besser, vorerst gar nicht mehr nach Hause zurückzugehen. Oder erst in ein paar Tagen, wenn die Sorge um mein Verschwinden und die Freude über meine Wiederkehr ihre Rage über diese *Vergehen* verdrängt hatte. Bei näherem Betrachten erschien mir die Variante *Abhauen* tatsächlich als die beste.

Mein Blick streifte über den Schulhof, im Geiste sah ich mich dort als Sechsjährige zum ersten Mal die Hand einer Mitschülerin beim morgendlichen Aufstellen ergreifen. Annemarie hieß sie, und wir stritten zunächst heftig darüber, wessen Ranzen schöner war. Fest drückte ich ihre Hand, während mein Herz vor Angst und Aufregung hüpfte. Für den Streit schämte ich mich später und fand in der Pause den Mut, mich bei ihr zu entschuldigen. Daraufhin teilte sie eine Tafel Schokolade mit mir, was ich wiederum mit der Hälfte meines Butterbrotes quittierte. Wir wurden Freundinnen. So vieles schien möglich an diesem ersten Tag in der Schule.

Nun aber saß ich an derselben Stelle und fühlte mich wie in einer Sackgasse, in die ich mich zudem noch selbst hineinmanövriert hatte. Meine Ohrläppchen schienen bereits auf Tischtennisballgröße angeschwollen. Langsam setzte die Abenddämmerung ein. Wo sollte ich nur hin? Zu Petra? Lieber nicht, denn dann hätte ich sie in diese Sache hineingezogen. Außerdem schickten ihre strengen Eltern einen immer früh nach Hause. So stand ich auf und lief langsam Richtung Ortsausgang zu einem Baggersee, in dem wir an warmen Tagen heimlich badeten. Dort stand eine kleine Anglerhütte. Als ich sie erreichte, war es schon finster und der See ein schwarzes Loch. Ich tastete mich in das Dunkel der Hütte und setzte mich auf die kleine Bank, die darin stand. Es dauerte nicht lange und mir liefen dicke Tränen über die Wangen. Noch nie hatte ich mich so allein gefühlt.

Alles war still um mich herum, manchmal hörte ich es im Wasser des Sees ein wenig plätschern. Angespannt achtete ich auf jedes Geräusch und spürte, wie die Angst in meine Glieder kroch. Meine Hände krallten sich in den modernden Holzbalken, auf dem ich saß. Es roch nach feuchtem Moos und faulendem Fisch. Am Ende fand ich meine düstere Bleibe derart einschüchternd, dass ich vorsichtig wieder davonschlich, zurück zu meinem Elternhaus. Vor der Haustüre blieb ich stehen, ohne sie aufzuschließen. Gerne hätte ich die Ohrringe abgenommen, aber sobald ich sie berührte, schmerzten sie noch mehr. Außerdem hatte der Juwelier davon abgeraten, sie vor Ablauf von vierzehn Tagen herauszunehmen, sonst wüchsen die Löcher sofort wieder zu. Das wollte ich auf keinen Fall riskieren. Nicht nach allem, was ich nun schon für sie durchgemacht hatte.

Es ließ sich jetzt nichts mehr ändern oder verbergen. Als ich mir endlich ein Herz fasste und die Haustüre öffnete, standen meine Eltern schon aufgeregt im Flur. »Wo warst du denn um Gottes willen?«, rief meine Mutter und riss mich an sich, als wäre ich Jahre unterwegs gewesen. Dabei stieß sie mit ihren Ellenbogen an meine Ohren. Aber ich wagte nicht, auch nur einen Laut von mir zu geben, sondern biss die Zähne zusammen. Warum ich geweint habe, wollte sie wissen. Stumm schüttelte ich den Kopf und sah zu, dass ich an ihr vorbei in mein Zimmer kam. Alles, was ich wollte war, alleine zu sein. Ich schloss die Türe hinter mir, setzte mich aufs Bett und sah auf die grünen Moosreste unter meinen Fingernägeln. Bis mein Vater zu mir hereinkam, sich wortlos neben mich setzte und lange mit mir gemeinsam auf meine Hände schaute.

Erst nach einer Weile fragte er: »Tat es weh?«

»Was denn?«, gab ich mich ahnungslos, denn ich wollte nichts erklären müssen.

»Sehr«, gab ich schließlich zu.

»Na, du traust dich was. Ausgerechnet diese Creolen«, sagte er, »du weißt doch, wie Mutti sie hasst. Lange habe ich diesen Schmuck nicht mehr gesehen. Zeig mal her.« Ausführlich betrachtete er die Ohrringe und strich bedächtig eine Haarsträhne aus meinem Gesicht. »Tja, du wirst erwachsen, meine Kleine.«

Er wirkte fast ein wenig amüsiert. Offenbar hatte er mit meiner Mutter gesprochen und sie besänftigt. Manchmal müsse man eben anders handeln, als es von einem erwartet würde – und tun, was man für richtig hält. Erst so würde man zu einer eigenständigen Person.

»Aber wenn du wirklich erwachsen sein willst«, erklärte er, »läufst du vor einer schwierigen Situation demnächst nicht mehr davon. Dann sammelst du deine Kräfte und stellst dich ihr, gehst mitten hinein.«

Lange ist das nun her. Noch heute vermisse ich meinen Vater. Vor allem, wenn es mir schwer fällt, Herausforderungen anzugehen. Ich hole dann tief Luft und denke an unser kurzes Gespräch an jenem Abend. Nicht immer gelingt es mir, so kraftvoll zu sein, wie ich es mir wünsche. Aber ich laufe nicht weg.

Tania Tunk

Ein einzigartiges Kind

Das Leben ist schön. Es ist ein lauer Sommerabend, ich sitze auf der Terrasse und habe die Füße hoch gelegt. In der einen Hand halte ich einen kühlen Drink, natürlich nichts mit Alkohol oder Koffein, nein, selbst gemixten Multivitaminsaft, sehr gesund. In der anderen Hand einen Ratgeber, den ich jetzt lächelnd beiseitelege. ›Das gesunde Kind‹ ist sein Titel. Und mein gesundes Kind hat mich gerade getreten! Ich lege die Hand auf die Stelle, wo sich mein kugelrunder Bauch leicht gewölbt hat. »Schon gut, kleiner Marvin, noch sechs Wochen, und du darfst raus! Ich freue mich schon so auf dich!«

Alles ist so wunderbar, ich kann mein Glück kaum fassen. Ich habe den Mann meines Lebens gefunden und bin glücklich verheiratet. Mein Job ist interessant, und nach einem Jahr Elternzeit kann ich in Teilzeit wieder anfangen. Ich wollte ein Kind, bevor ich 30 werde. Mein Mann war gleich damit einverstanden, die Familienplanung in Angriff zu nehmen. Also habe ich die Pille abgesetzt. Einen Monat später war ich schwanger. Ich bin 29 und kann es kaum erwarten, meinen Sohn endlich im Arm zu halten.

Eigentlich habe ich mir ja ein Mädchen gewünscht. Aber das ist nicht so wichtig, Hauptsache, gesund. Und daran gibt es keinen Zweifel. Marvin wächst und gedeiht, er entwickelt sich vorbildlich, und mir geht es prima. Ich habe mich noch nie wohler gefühlt als in den letzten Monaten.

Ich träume vor mich hin. Was wohl aus Marvin werden wird? Natürlich ist es viel zu früh, um sich darüber Gedanken zu machen. Aber es sind so schöne Gedanken! Ob er meine dunklen Haare erben wird oder die hellen von seinem Papa? Ob er musikalisch sein wird? Auf jeden Fall wird er ein hübsches, aufgewecktes Kerlchen sein, bei den Eltern! Als ich mich dabei ertappe, über das richtige Gymnasium nachzudenken, mache ich Schluss mit der Träumerei. Das geht wohl doch zu weit. Vielleicht mag er ja auch gar nicht aufs Gymnasium gehen. Natürlich soll er sich frei entfalten. Aber ich will ihm die besten Rahmenbedingungen bieten, die nur möglich sind. Dazu habe ich etliche Schwangerschaftsratgeber gelesen und all die Tipps befolgt. Ich lese ihm vor, ich rede mit ihm, ich höre sogar klassische Musik mit ihm. In welche Richtung auch immer Marvin sich entwickeln wird, ich bin mir sicher, er wird ein einzigartiges Kind sein.

Zwei Wochen später wache ich an einem sonnigen Samstagmorgen früher auf als gewöhnlich. Ich habe irgendwie Magenkrämpfe, womöglich habe ich mir einen Magen-Darm-Virus eingefangen. Als nichts hilft und die Krämpfe stärker werden, schießt mir durch den Kopf: »Das können doch noch keine Wehen sein?«

Das wäre einen Monat zu früh! Ich nehme ein Bad und behalte die Uhr im Auge. Die Krämpfe kommen regelmäßig alle sechs Minuten. Ich beschließe, meinen Mann zu wecken.

Im Krankenhaus werde ich gleich in den Kreißsaal geschickt. Drei Stunden später ist Marvin da. Einen Monat früher als erwartet, zweieinhalb Kilo leicht, aber quietschfidel. Der stolze Papa trägt ihn hin und her, und ich bin der glücklichste Mensch auf Erden. Dieses kleine Paket mit den großen blauen Augen ist das größte Wunder, das ich je erlebt habe.

Drei Tage später betrachte ich Marvin, der während dem Stillen eingeschlafen ist. Sein winziges Händchen liegt auf meiner Brust, und er sieht so zufrieden aus. Es geht ihm gut. Sicherheitshalber müssen wir noch zwei Tage zur Beobachtung bleiben, aber der Arzt ist sehr zufrieden. Marvin ist zwar ein Frühchen, aber es funktioniert schon alles. Er atmet einwandfrei, er trinkt an der Brust, alles ist, wie es sein soll.

Heute war die erste Untersuchung, die U2. Der Kinderarzt meinte, Marvin sei ein zähes Kerlchen. So klein und zart, aber schon so fit. Ist ja auch mein Junge! Allerdings wollte der Arzt noch eine Blutuntersuchung machen, sicherheitshalber. Sein Gesichtsausdruck war dabei sehr neutral. Ich solle mir keine Sorgen machen. Mache ich auch nicht, warum auch. Ich sehe doch, wie gut es meinem Kind geht.

Zwei Tage später dürfen wir nach Hause. Marvin trägt keinen Krankenhausstrampler, sondern ist fein herausgeputzt, als er von der Familie willkommen geheißen wird, wie es einem Erstgeborenen und Stammhalter gebührt. Die Omas, Opas, Onkel und Tanten umschwärmen ihn. Er ist aber auch ein bildhübsches Baby. Und so brav, er schreit kaum.

Am Tag darauf klingelt das Telefon. Das Krankenhaus bittet uns, noch mal vorbeizukommen. Das Ergebnis des Bluttests sei da. Mein Herz klopft heftig. Irgendetwas stimmt nicht. Wir sollen alle drei kommen? Und am Telefon will man uns nichts sagen? Während der Autofahrt betrachte ich meinen süßen kleinen Sohn, der selig schläft. Er liebt Autofahren.

»Was kann es nur sein? Was fehlt dir nur, mein Kleiner? Es wird doch nichts Schlimmes sein? Aber das hätte ich doch gemerkt!«

Im Krankenhaus führt uns der Kinderarzt in ein kleines Zimmer, fast eine Abstellkammer. Er ist sehr freundlich, aber auch sehr ernst. Dann sagt er uns die Worte, die unser Leben auf den Kopf stellen:

»Ihr Sohn hat das Down-Syndrom.«

Alles verschwimmt um mich herum. Das kann nicht wahr sein, das ist ein Irrtum!

Mein Mann spricht aus, was ich denke: »Ist das denn sicher? Besteht Hoffnung, dass es ein Irrtum ist? Er sieht doch gar nicht so aus!«

Der Arzt erklärt uns, dass so ein Chromosomentest hundertprozentig sicher ist. Er zeigt uns den Befund. Trisomie 21, und viele Daten, die ich nicht verstehe. Schwarz auf weiß. Mein Kind ist behindert.

Der Arzt ist sehr nett. Er gibt uns Infomaterial. Er erklärt uns, dass es schwerere und leichtere Fälle gibt. Dass man jetzt noch gar nicht sagen kann, wie er sich entwickeln wird. Dass es heutzutage sehr viele Förder- und Integrationsmöglichkeiten gibt.

Aber das ist mir alles egal. Mein Kind ist behindert. Mongoloid, auch wenn man dieses hässliche Wort heute nicht mehr benutzt. Ich weiß kaum etwas darüber, aber in meinem Kopf entstehen Bilder von sabbernden, lallenden Menschen, die ein bisschen wie Trolle aussehen. Klein, gedrungen, schwerfällig und mit freundlichem, aber dümmlichem Grinsen im Gesicht.

Das kann nicht sein! Nicht Marvin! Er sieht doch ganz normal aus. Und außerdem, passiert das nicht, wenn man mit über 40 noch ein Kind bekommt? Ich bin doch 29 und kerngesund!

Der Arzt erklärt uns, dass man es bei Marvin bis jetzt wirklich nicht sieht, auch er hätte es nicht bemerkt, wenn Marvin sich bei der Untersuchung nicht ungewöhnlich bewegt hätte. Seine Muskeln sind dehnbarer als bei gesunden Kindern. Er sagt uns auch, dass es jeden treffen kann, nicht nur ältere Mütter. Die Wahrscheinlichkeit steigt zwar, wenn man älter ist, aber auch eine 20-jährige Mutter kann es treffen. Egal, wie gesund sie ist. Es ist nicht erblich, es ist einfach eine Laune der Natur. Einen von 600 trifft es. In meiner Altersklasse einen von 700.

Dann verabschiedet er sich. Er sagt, wenn wir noch Fragen haben, können wir jederzeit zu ihm kommen, aber er lässt uns jetzt mal allein. Ich bin ihm sehr dankbar. Wir sitzen Arm in Arm in dem kleinen Zimmer, vor uns schläft Marvin in seinem Maxi Cosi. Er hat keine Ahnung, was um ihn herum gerade passiert ist. Er ist immer noch glücklich.

Eine halbe Stunde sitzen wir einfach da und weinen. Unsere Welt ist gerade zusammengebrochen. Alle Träume und Vorstellungen, alles dahin.

Dann wacht Marvin auf. Er blinzelt mich an. Irgendwie liebe ich ihn jetzt noch mehr, ich hätte nicht gedacht, dass das überhaupt möglich ist. Vielleicht weil ich jetzt weiß, wie sehr er mich braucht. Viel mehr, als ein gesundes Kind mich brauchen würde.

Die nächsten Wochen und Monate sind geprägt von den widersprüchlichsten Gefühlen. Liebe und Glück über diesen kleinen Menschen, der einen so normalen Eindruck macht. Ein süßes, aufgewecktes Baby, wie ich es mir gewünscht hatte. Dann wieder Trauer und Verzweiflung. Trauer über all die Dinge, die ich mir vorgestellt hatte und die durch die Diagnose zunichtegemacht wurden. Zweisprachig erziehen wollte ich ihn. Ob er je richtig sprechen und auch noch lesen und schreiben lernen wird? Deutsch würde mir schon reichen, mit Italienisch fangen wir besser gar nicht an.

Statt ›Babys im ersten Lebensjahr‹ lese ich jetzt ›Babys mit Down Syndrom‹. Oft muss ich das Buch weglegen, weil mir die Buchstaben vor den Augen verschwimmen. Ich weine viel in dieser Zeit. Zu schrecklich ist die Schilderung der Beeinträchtigungen, die auf uns zukommen könnten. Aber es gibt auch andere Berichte. Berichte von glücklichen Eltern von Down-Kindern. Sie sagen, alles ist möglich, es dauert nur seine Zeit. Die Entwicklung ist zwar verzögert, aber lernen können diese Kinder alles, wenn man sie richtig fördert.

Marvin ist sehr fit, und organisch fehlt ihm nichts. Er hat keinen Herzfehler, wie es bei 50 Prozent der Down-Kinder der Fall ist. Glück im Unglück. Das macht mir Mut.

Aber dann kommen wieder diese negativen Gedanken. Warum ich? Alle um mich herum haben gesunde Kinder. Womit habe ich das verdient? Eine Bekannte von mir hat einige Monate vor mir ein Kind bekommen. Sie hat in der Schwangerschaft geraucht, gekifft und Alkohol getrunken. Ihr Zuhause ist ein Chaos, und sie hat rein gar keine Ratschläge beachtet. Sie hat nicht nur ein gesundes Kind bekommen – es ist auch noch ein Mädchen! Es fühlt sich an wie ein Schlag ins Gesicht. Böse Ironie des Schicksals.

Doch dann kommt der Tag, an dem sich meine Sichtweise schlagartig ändert. In einem Buch lese ich eine Geschichte. Eigentlich ist es ein Brief, ein Brief von Gott. Er schreibt einer Mutter, warum er ihr ein Kind mit Down-Syndrom schickt. Dass er sie ausgesucht hat, weil er weiß, dass sie stark genug ist, um damit klarzukommen. Weil er weiß, dass es das Kind bei ihr gut haben wird und sich optimal entwickeln wird.

Von der Idee, dass Gott die Kinder aussucht und zuteilt, halte ich nicht viel. Aber der Gedanke dahinter macht mich nachdenklich. Wie unfair und egoistisch ich war! Habe ich tatsächlich gedacht, diese andere, schlechtere Mutter hätte eigentlich ein behindertes Kind verdient, und ich ein gesundes? Ich habe dabei nur an mich gedacht, nicht an das Kind. Was wäre wohl aus einem Kind mit Down-Syndrom geworden, wenn es bei einer kiffenden Mutter gelandet wäre, die mit ihrem eigenen Leben schon nicht klarkommt? Vermutlich hätte sie es weggegeben. Wie gut, dass Marvin stattdessen mein Kind ist! Von diesem Tag an wird es leichter. Ich habe die Behinderung akzeptiert und sehe sie als Aufgabe. Eine Aufgabe, der ich gewachsen bin, und darauf bin ich stolz.

Heute, acht Jahre später, sind wir eine glückliche Familie. Marvin geht schon in die zweite Klasse, eine Integrationsklasse. Sprechen ist seine Stärke, er spricht überdurchschnittlich gut und viel. Langsam, aber sicher klappt es auch mit dem Lesen und Schreiben. Er liebt Musik und spielt ein bisschen Blockflöte. Auch wenn uns eine wohlmeinende Musiklehrerin mal erklärt hat, Kinder mit Down-Syndrom könnten nicht Flöte spielen wegen der Mundmotorik. Marvin liebt Tiere, vor allem Dinos. Und sein erstes Wort war Auto. Ein ganz normaler, wilder Junge. Leute, die ihn nicht kennen, und nicht wissen, wie alt er ist, merken oft gar nichts von seiner Behinderung. Sein kleiner Bruder ist fünf, und ich werde manchmal gefragt, ob die beiden Zwillinge sind. Fast gleich groß sind sie ja.

Wenn ich damals geahnt hätte, wie gut es uns heute geht mit der Diagnose Down-Syndrom, wie gut man damit leben kann – wie viel Kummer hätte ich mir ersparen können! Aber da musste ich wohl durch. Marvin hat mir dabei geholfen. Er ist ein Sonnenschein, er bringt so viel Freude und Lachen in unser Leben. Und nicht nur in unseres. Wo auch immer wir sind, geht er auf fremde Leute zu und spricht sie an. Er fragt sie nach ihrem Namen und plaudert mit ihnen. Kaum einer kommt an ihm vorbei, ohne zu lächeln. Heute hat er eine ältere Dame entzückt, indem er ihr gesagt hat, der Name Doris sei »echt cool«!

So hat sich das schwärzeste Kapitel meines Lebens in Wohlgefallen aufgelöst. In Lachen und Toben und Tanzen und lauter bunte Dinos. Ja, das Leben ist schön!

Sabina Wachtel

Ein Kennenlernen

Ich hatte mich verliebt. Sehr verliebt. In einen Sprechwissenschaftler. Also jemanden, der sich mit Sprache, Rhetorik, Stimme und was weiß ich beschäftigt. Die ersten Wochen – oder waren es Monate – beobachtete ich ihn wie einen Außerirdischen beim Abwasch. Zwei Welten trafen aufeinander: Ich lese die Bunte, er den Spiegel, ich liebe es, stundenlang fernzusehen, er denkt, dass es sich bei ›Gute Zeiten, schlechte Zeiten‹ um die Aufarbeitung deutscher Geschichte handelt. Er hasst Hamburger und Pommes Frites, ich Frühlingsrollen und süß/sauer. Die Liste ließe sich beliebig fortsetzen. Aber wie heißt es so schön: Gegensätze ziehen sich aus.

Man sagt ja zum Beispiel, dass Leute, die mit dem Wohnwagen verreisen oder einen Schrebergarten besitzen, zu einem ganz bestimmten Menschenschlag gehören. Genauso ist es bei den sogenannten Sprecherziehern, Sprechwissenschaftlern, Sprechern etc. Diese Leute haben meist eine sehr schöne Stimme (macht Sinn), können sich wunderbar ausdrücken und artikulieren und geben Normalsterblichen stets das Gefühl, irgendwie dumm zu sein, nicht richtig sprechen zu können beziehungsweise mit vollem Mund zu sprechen, auch wenn das so nicht ist.

Anfangs hörte ich voller Begeisterung den Anrufbeantworter meines neuen Freundes ab. Mit Ausnahme der Sprechstundenhilfe, die mal wieder einen Termin für die Krankengymnastik verschieben musste, waren nur wohlklingende Nachrichten von wunderschönen Stimmen ohne Äähhs und

Mmhs, immer flüssig und wohl akzentuiert zu hören. Ich fand diesen Anrufbeantworter fast schon überirdisch.

Merkwürdigerweise waren in den ersten sechs Wochen keine Nachrichten für mich auf dem Band. Weder von meinen Freundinnen noch von meiner Familie. Vermieden sie es alle schlichtweg, auf dieses Band zu sprechen, aus Angst, sich zu blamieren? Ts, ts, ts! Da fehlte es wohl an Selbstvertrauen. Allerdings konnte die Ursache auch woanders liegen. John vertrat im Prinzip die These, man solle sich kurz fassen und auf den Punkt bringen, was man zu sagen habe. Das Ziel hatte er selbst allerdings beim Besprechen seines Anrufbeantworters verfehlt. Er erklärte erst mal, dass er nicht da sei, dass man aber eine Nachricht hinterlassen könne. Der Anrufer möge aber bitte Datum, Uhrzeit und Grund des Anrufes nennen. Es gebe auch die Möglichkeit, wenn man wolle, ein Fax zu senden. Man müsse aber nicht. Zu guter Letzt wies er noch auf einen leichten Defekt seines Anrufbeantworters hin und teilte mit, man solle sich nicht von dem langen und ziemlich späten Piepston irritieren lassen, sondern in Ruhe abwarten, um dann zu sprechen. Das hatte meine Freunde dann wahrscheinlich endgültig völlig irritiert. Überall hatte ich herumposaunt, was für einen tollen Typen ich mir da an Land gezogen hatte. Alle, die ihn noch nicht kannten, konnten es nun auf Band hören.

Was gehört zu einem neuen Freund? Das Kennenlernen seiner Freunde. Eines der schwierigsten Angelegenheiten überhaupt. Wenn die Freunde die neue Freundin blöd finden – abgegessen! Als Erstes lernte ich Joa, seinen besten Freund (!), kennen. Die Nacht vor dem Treffen konnte ich nicht schlafen. Warum? Mein Freund beschrieb Joa so: Alter 50, x-mal geschieden, ein Kind, verdient sein Geld mit dem Sprechen von Filmen, abonniert neun Tageszeitungen in diversen Sprachen, die er natürlich täglich liest und auswertet, trainiert Moderatoren oder solche, die es werden möchten, und wird von seinen Schülern sehr bewundert, weil sie nach jeder Stunde das Gefühl haben, nicht nur dumm, sondern strohdumm zu sein. Kennt sich nicht nur in der deutschen und englischen, sondern auch in der indischen und australischen Aussprache und Grammatik wie kein anderer aus, hat 23 000 Bücher und einen dazugehörigen, als Duden verkleideten Bibliothekar. Außerdem führt er die in Deutschland wahrscheinlich einzige »Dumm-Datei«. Sobald er den Fernseher anschaltet, hat er Block und Stift gezückt, um die Sprechfehler der Moderatoren zu notieren (Name, Datum, Sendung, Sender).

Wir trafen uns beim Inder. Mein freundliches »Hallo« wurde mit einem knappen, aber perfekt akzentuierten »Guten Tag« und einem »Ich-kenne-dich-bereits-vom-Hören-und-finde-dich-blöd«-Blick beantwortet. Kein Lächeln, kein gar nix. An diesem Abend war ich still, ganz still. Eingeschüchtert. Auf der Toilette übte ich die Aussprache meiner Bestellung. Während ich dem Kellner zupiepste, Wein, viel Wein und Tikka Masala, unterhielten sich John und Joa über den neuesten Klatsch in der Szene und diskutierten lebhaft das Für und Wider eines besonders gelungenen Aufsatzes von Joa, nämlich über die positionsbedingte Relevanz prosodischer Merkmale bei der Wahrnehmung der Sprechakte gleichgerichteter Zielsetzung.

Dazu hatte ich eigentlich schon immer mal etwas sagen wollen, aber ich traute mich natürlich nicht. Außerdem war fraglich, ob man meine Meinung hören wollte, denn ich war dagegen. Dann hielt John ein beschwingtes Plädoyer für die Entwicklung methodischer Innovationsfreudigkeit im Umgang mit Sprechängstlichkeit in Lehramtsstudiengängen, wobei er hier die Erfahrungswerte seiner Studentinnen einbrachte. Dazu wollte ich nichts sagen und bestellte noch einen

Wein. Als es dann um die Gesprächskompetenz von Kindern »Du bist die Fraukäuferin, aber ich bin die Keller – nein, die Kellner«, ging, nutzte ich eine kurze Pause, um reinzupiepsen: »Ich lese die Bunte!« Endlich war Ruhe.

Entsetzen machte sich breit. Ich hatte das Gefühl, dass auch der indische Kellner seltsam guckte. Mein Freund wusste ja von meinem dunklen Geheimnis, versteckte aber immer schnell diese Zeitschrift, wenn Besuch kam. Nun hatte ich mich geoutet. Nach dem dritten Wein. Joa bestellte sich einen doppelten Wodka. Mein Freund versuchte abzulenken und Joa seine These der rhetorischen Kommunikation für deutschlernende Hostessen zu erklären, aber der ließ sich nicht ablenken und fragte nach.

Ich glaube, das war das erste Mal, dass er mich überhaupt direkt ansprach: »*Was* liest du?« Ich antwortete tapfer, wenn auch wegen des Weines mit etwas langsamer Zunge: »Ich lese die Bunte.« Dann, schneller, setzte ich noch eins drauf: »Außerdem sehe ich seit 20 Jahren jeden Sonntag die Lindenstraße.« Erschöpft lehnte ich mich zurück. Das war nun auch raus. Ich schaute betreten, aber doch irgendwie hämisch auf mein Weinglas, welches schon wieder fast leer war. Leise fing ich an zu summen: Das Lied der Lindenstraße. Meinem Freund wurde das zu viel. Er ging auf die Toilette. Doch was war das? Da summte doch jemand mit? Der Inder? Nein, doch wohl nicht. Ich sah auf: Joa! Er summte bzw. brummte mit. Abrupt brach ich ab und bestellte mir mit lauter, lockerer Stimme noch einen Wein.

Und nun geschah ein Wunder: Er sprach zu mir. Zwar immer noch sehr sachlich und sonor, aber er sprach zu mir. Nicht über die pädagogische Kommunikation in Seminarsituationen, sondern über die Zenkers und Beimers. Ich hatte einen Gleichgesinnten an meinem Tisch und hatte es nicht gewusst. Ich hatte einen Leidensgenossen, was Iffis Probleme mit ihrem Geliebten bzw. Schwiegervater betrifft, und habe die ganze Zeit nur mit dem Kellner gepiepst. Jetzt konnte ich auch mit Joa piepsen. Welch eine Freude.

Gudrun Wahnschaffe

Ich habe ein Date

Heute habe ich wieder mal ein Date. Spiegel-Check last Minute: sehe halbwegs zumutbar aus, entscheide mich doch für die neuen Schuhe mit den etwas höheren Absätzen, noch ein bisschen Lipgloss … Die letzte Aktivität ist immer der Blick auf das Handy. Bisher keine SMS mit Absage, auch kein Anruf. Der Typ, den ich neulich über das Internetportal kennengelernt habe, will anscheinend tatsächlich kommen. Der Kandidat vorige Woche rief an, als ich gerade in der Tür stand: Leider, leider am Vorabend zu viel getrunken, der übliche Witz, dass eines der zwanzig Bierchen wohl schlecht war – und nun kann er eben nicht Auto fahren. Ich versicherte ihm, dass das kein Problem ist (die Ausrede habe ich schon oft genug gehört), also bis ein anderes Mal. Dieses andere Mal findet natürlich nie statt. Meine Telefonnummer hat offenbar einen eingebauten Selbstlöschmechanismus.

Jetzt ziehe ich aufgebrezelt und semioptimistisch los und komme mir wie üblich dabei ungemein dämlich vor. Zum Glück steht am vereinbarten Treffpunkt tatsächlich jemand, der dem Foto aus der letzten Mail in etwa ähnlich sieht und bemüht sich um ein halbwegs begeistertes Gesicht, als ich auf ihn zusteuere. Ich verschicke zwar vor einem Treffen immer ein Nicht-Profi-Foto von mir, aber die Jungs scheinen das nur anzusehen, wenn sie ihre Lesebrille gerade nicht aufhaben. Ja, mein Alter habe ich korrekt angegeben, und du warst vermutlich auch schon mal jünger und schöner. Er hat sich um mindestens fünf Zentimeter größer gemacht. Das tatsächliche

Alter ist schwer einzuschätzen. So wie er die Augen zusammenkneift, ist er garantiert kurzsichtig, hat also seine Brille in der Tasche gelassen. Tss, tss, Eitelkeit ist eine der Todsünden! Ich hätte übrigens auch lieber meine Brille auf, anstelle der drückenden Kontaktlinsen in den Augen.

Wir haben uns auf dem Wochenmarkt verabredet. Das ist besser, als sich beim ersten Treffen gleich in einem Café gegenüberzusitzen und auszufragen, wie bei einem Bewerbungsgespräch. »Ach, und wie lange sind Sie schon in dem Portal angemeldet?« »Ich bin seit drei Jahren hier angemeldet, aber wirklich aktiv bin ich erst seit wenigen Wochen, hatte bisher kaum reale Treffen, das Niveau lässt eben doch etwas zu wünschen übrig …« Dabei muss man sich nicht noch unbedingt in die Augen schauen, vor allem, wenn man vorher die Beiträge der drei vergangenen angeblich inaktiven Jahre in diversen offenherzigen Forumsdiskussionen und die Rezensionen im Gästebuch nachgelesen hat. (Gästebücher wurden von beiden Seiten ohne vorherige Absprache vor drei Tagen gelöscht.) Schauen wir uns also die Marktstände an und versuchen über Biogemüse und handaufgezogene Wollsocken ins Gespräch zu kommen. Ist zwar kein besonders spannendes Thema, aber man redet erst mal weniger Stuss als sonst. Wenigstens antwortet er auf Fragen, reißt nicht krampfhaft Witze und stellt klar, dass er kein Vegetarier ist. Zum Glück.

Da ich keine Anstalten mache, etwas zu kaufen (und ihn bezahlen zu lassen), verliert er auch allmählich seinen wachsamen Gesichtsausdruck, und wir unterhalten uns ziemlich normal. Ich hatte nur nicht berücksichtigt, dass der Markt so weitläufig ist. »Wollen wir uns da drüben hinsetzen und einen Kaffee trinken?«, fragt er. Selten war ein Vorschlag so willkommen, denn meine neuen Schuhe haben sich mittlerweile in eine Art spanischer Stiefel verwandelt, und mein Lächeln sah in den letzten fünf Minuten sicher etwas verkrampft aus.

Ich lasse mich also dankbar in einen Stuhl fallen und gratuliere mir in Gedanken dazu, dass ich die Bauchweg-Miederhose doch nicht angezogen habe, denn die hätte mich jetzt am Hinlümmeln gehindert. Aber ich sollte natürlich trotzdem gerade sitzen, macht einen besseren Eindruck.

Mein Date scheint auch wesentlich entspannter, seit er seinen Platz eingenommen hat. Unauffälliger Blick unter den Tisch: Seine Treter scheinen ebenfalls recht ungebraucht, also rennt er normalerweise genau wie ich in Turnschuhen herum und fragt sich vermutlich gerade, welche Frau es überhaupt wert ist, dass man sich solche Umstände macht.

Kaffee bestellen. Fragestunde. Sich gegenseitig angucken. Das ist der Moment, wo ich am liebsten einen kleinen aufziehbaren Penis aus dem Scherzartikelshop über den Tisch hopsen lassen möchte, um die Situation zu entspannen.

Kaffee mit Zucker? Erfahrungen mit SM? Eltern noch am Leben? Zungenküsse? Arbeitssuchend? Letzter HIV-Test? Wie viel Kinder? (Von wie viel Frauen?) Latexkondome? SPIEGEL-Leser? Links- oder Rechtsträger? Konzertgänger? Wo rasiert? Motorsportfan? Missionarsstellung? Ostsee? Swingerclub? Sushi? Sex im Freien? Eigentumswohnung? Perverse Fantasien? Baumwollunterwäsche? Oralverkehr? Rotweintrinker? Intimpiercings? Hundefreund? Blasen? Mac oder Windows? Korsettfetisch? Ökobauer? Nacktschläfer?

Das frage ich natürlich alles nicht. Letztendlich sind mir nur zwei Informationen wichtig:

1. Er wohnt nicht mehr bei Mutti, 2. Er ist nicht verheiratet.

Was bedeutet, dass ich wegen 1. einen gewissen Grad an Selbstständigkeit voraussetzen kann und 2. nicht immer ausgerechnet an den Wochenenden alleine etwas unternehmen muss, falls sich die Angelegenheit positiv entwickelt.

Er schaut mich ein wenig unsicher an und beginnt aufs Geratewohl ein Gespräch über seinen letzten Urlaub. Pauschale,

Türkei, also kein Angeber – das hätte schlimmer kommen können. Da er ja seine Brille immer noch nicht trägt, sieht er mich vermutlich wie mit Weichzeichner und scheint allmählich zu der Meinung zu kommen, dass ich nicht freiberuflich in der Geisterbahn arbeite. Er gefällt mir eigentlich auch ganz gut und bekommt zusätzliche Pluspunkte, weil er es unterlässt, unter dem Tisch an meinen Knien zu fummeln. Meine zwei wichtigen Informationen habe ich auch aus ihm herausbekommen, hoffentlich wahrheitsgemäß, und als er bezahlt, scheinen wir beide zu dem Schluss gekommen zu sein, dass es sich eventuell lohnt, die Sache weiterzuverfolgen.

Er zahlt. Bitte – es geht um zwei Kaffee. Ich bin eine emanzipierte Frau, aber ein Typ, der jetzt erwarten würde, dass ich meine Tasse selbst bezahle, würde von mir sofort erinnerungstechnisch ins Nirwana geschossen. Da er nicht den Eindruck macht, nächstens mit einem Messer in der Tasche vor meiner Tür herumzulungern, lasse ich mich von ihm nach Hause fahren. Im Auto murmelt er »Verzeihung« und fummelt endlich die Brille aus seiner Brusttasche. Ich finde, dass er damit sogar besser aussieht, verkneife mir aber jede Bemerkung, denn autofahrende Männer soll man nicht aufregen. Wir sind bald da, die korrekte Abschiedsformel lautet: »Wir hören voneinander.« Kuss auf die Wange, und dann bin ich wieder zu Hause und ungefähr so fertig wie nach einer mittleren Bergtour.

Als erstes schleudere ich die verdammten Schuhe in die Ecke, nehme die Kontaktlinsen raus und ziehe meinen Push-up-BH aus. Nachdem ich mir die Restfarbe aus dem Gesicht gewaschen habe, komme ich mir allmählich wieder vor wie ich selbst und pflanze mich mit einem Buch und dem Handy in Griffweite in den Lesesessel, um die letzte Pflichtveranstaltung abzuwarten. SMS – aha. »Gut gefallen … hoffentlich bald wieder … Lieben Gruß …« Jetzt noch ein »Danke, gleichfalls« zurückgeschickt, und dann kann ich beruhigt ins Bett kriechen. Diesmal noch allein.

Erfahrungswert: Das zweite Treffen verläuft immer viel entspannter. Könnte man nicht die Reihenfolge umkehren und das Zweite vor dem Ersten … Nur mal so als Anregung. Aber jetzt schlafe ich erst mal aus. Ohne Träume. Hoffentlich.

Roland Winterstein

Hätte ich zwei Leben, beide gehörten dir

Wenn ich keine Hoffnung hätte, würde ich hier nicht arbeiten!«, sagt Oberärztin Božena L. mit einem markanten osteuropäischen Akzent in der klaren Stimme. Sie blickt mich aus ihren hellwachen Augen an, steckt die Hände rigoros in die Seitentaschen des Arztkittels und strebt den langen neonröhrenbeleuchteten Flur, auf dem niemand besonders vorteilhaft aussieht, mit energischen Schritten davon.

Božena bedeutet soviel wie »Geschenk des Himmels«. Und ja, das wird sie in den nächsten Wochen werden. Ich höre sie noch murmeln: »Solange wir noch Handlungsmöglichkeiten haben, ist alles gut.« Irgendwann später wird sie mir zuflüstern, wie schwer es ihr fällt, Eltern, die bereits von der Frühgeburt ihres Nachwuchses unter Schock stehen, zu fragen, ob sie ihr Kind noch taufen lassen möchten. Nach dieser Frage verglimmen die letzten Lichter unwiederbringlich. Man braucht nicht viel Einfühlungsvermögen, um hinter der strengen Fassade der Oberärztin einen weichen Kern zu vermuten.

Ich befinde mich auf der Neonatologie, der sogenannten Frühchenintensivstation. Gottes Schatzkammer! Hier ringen der alte Herr oben und der teuflische Bad Guy unten täglich um so viele kleine Seelen. Ein Baby im Rollbettchen mit weichen Daunenkissen und lächelnden Großeltern. Lachen, Umarmungen, glückliche Menschen. All das gibt es hier nicht. Hier streifen stumme Geister umher. Es herrscht Schweigen, Angst und vor allem Ungläubigkeit über das Unvorhergesehene. An den Wänden hängen Bilder von Babys, kaum eine

Faust groß, daneben dann Folgeaufnahmen der nächsten Monate und Jahre, zusammen mit Dankschreiben von erleichterten Eltern, die Durchhalteparolen an die Neulinge ausgeben. Es gibt ja nur zwei Richtungen im Leben. Entweder blickt man verzweifelt zurück oder zuversichtlich nach vorne. Aber für jeden hier ist es unsagbar schwer, diesen beschwerlichen Gang in Angriff zu nehmen, dieses Päckchen sich klaglos aufzuladen, auch wenn man noch so lange auf die anderen Menschenbündel blickt.

Wenn ein Kind zur Welt kommt, bedeutet das immer eine große Veränderung im Leben der Eltern, aber bei einer Frühgeburt ist der Ablauf des Alltags jäh und grundlegend unterbrochen. Die Alltagswelt zählt nicht mehr. Ab diesem Zeitpunkt zählt ein anderer Rhythmus. Frühmorgens eine Schicht und nachmittags nochmals ein Besuch auf der Station. Das Klinikpersonal legt großen Wert auf die Anwesenheit der Eltern und ruft schon mal zu Hause an, um zu fragen, wo man bleibt. Flucht gehört hier zum Repertoire. Wer kann und sich in der Lage dazu fühlt, darf auch über Nacht bleiben. In der Empfangshalle liegt ein Dauerparkschein abholbereit. Denn es wird ein längerer Aufenthalt werden, und die Gebühren im Parkhaus sind den Langzeitbesuchern erlassen.

Am Eingang des Krankenhauses begegnet man jungen Vätern, die ihre normalgeborenen Sprösslinge im Rollbettchen durch die Gegend schieben. Hier gibt es keinen abgeschlossenen Bereich, keinen intensiven Schutz vor Viren und Bakterien, hier muss man sich nicht in einer kleinen Kammer umziehen. Auf dem Hocker in dem Raum kauern immer wieder Mütter, die weinend zusammengebrochen sind. Hier ist es für einen kurzen Moment erlaubt, Schwäche zu zeigen. Zwischen den Kleiderbügeln, Ablagefächern für Taschen und dem kleinen Waschbecken mit dem unvermeidlichen hellblauen Desinfektionsmittel kann Traurigkeit mächtig werden. An der Wand klebt ein Zettel, der vor Diebstahl warnt und darauf hinweist, dass der Besuch bei eigenen Infektionskrankheiten wegen der Ansteckungsgefahr nicht gestattet ist.

Die Station unterteilt sich in zwei Bereiche. Ganz hinten ist die Intensivstation und etwas weiter vorne im langen Aufgang der Nachsorgebereich. Die von ganz hinten streben nach vorne, die vorne möchten baldmöglichst durch die Isolationstüre ins wirkliche Leben zurück. Wobei man sich in solchen Tagen immer wieder fragt: Was ist eigentlich das wirkliche Leben? Gibt es das überhaupt, oder besteht das Leben nur aus einer absurden Abfolge von Schicksalsmomenten?

Neben der Türe zur Intensivstation ist eine Klingel. Du läutest und nennst deinen Namen und den deines Kindes. Mit der Zeit kannst du bereits aus dem Klang der Schwesternstimme heraushören, wie es mit dem Gesundheitszustand deines Kindes aussieht. Und du fürchtest dich jedes Mal, diese von unzähligen Fingern blank polierte Klingel zu drücken. Bereits bei der Einfahrt ins Parkhaus zieht sich der Magen zusammen. Eigentlich ist die Furcht nun ein ständiger Begleiter. Sie pumpt das Cortisol literweise durch die von Angst verengten Adern.

Auf der Intensivstation arbeiten Schwestern, die wenig lächeln, einem aber doch seltsamerweise in ihrer vorsichtig zärtlichen Art das hilflose Herumstehen erleichtern. Da ist jene mit den dicken Brillengläsern, die bei jedem fragenden Blickkontakt ein leises, ermunterndes Lächeln herüberschickt. Oder die sehr gut aussehende Blondine, die geschickt mit Ohrenstäbchen und Tinktur in einem der Brutkästen ein sehr stilles, leider nicht kreischendes angeschlagenes Leben wäscht. Sie tut es mit einer beeindruckenden Sicherheit und Herzenswärme. Sie blickt einem selten in die Augen, möchte Fragen umgehen, auf die es zur Zeit ohnehin keine tröstenden Antworten gibt. Das Einzige, was die Angehörigen hier tun können, ist Starren. Stundenlanges Starren auf einen Brutkasten mit dem eigenen Kind darin. Man sieht das winzige Leben kaum unter den vielen Kanülen, unzähligen Kabeln und Zugängen. Alle Frühgeborenen sind an ein piependes Gerät angeschlossen, das Sauerstoffsättigung und Herzschlag ausweist.

Plötzlich piept es, und eine rote Lampe blinkt bedrohlich.

Panik macht sich breit, weil keine Schwester heraneilt.

Routine muss sich für die Besucher erst einstellen, man muss lernen, zwischen Notfall und Überwachung zu unterscheiden. Wenn es wirklich ernst wird, kommen plötzlich wie gute Feen aus allen Richtungen mehrere Schwestern. Im schlimmsten Fall wird darum gebeten, den Raum zu verlassen. Das Piepen steckt dir auch draußen vor der Türe in Mark und Bein. Es begleitet dich monatelang, selbst nach der Entlassung. Es lässt dich nachts hochschrecken, es überfällt dich urplötzlich an der Kasse der Tankstelle und erinnert dich im Actionteil eines amerikanischen Blockbusters an die wahren Helden deines Lebens.

Zu Hause beginnt der selbst produzierte Telefonterror. Anrufe sind ein schlechtes Zeichen. Sie rufen nur an, wenn es bedrohlich wird. Also starrst du anfangs alle zehn Minuten auf das Display deines Handys, obwohl es gar nicht klingelt. Nachts stellst du es auf stumm, aus Furcht vor dem Rufton, den du plötzlich als viel zu lustig empfindest. Schreckst ab Mitternacht alle Naslang auf und bist heilfroh, wenn Du nur Sitzung und D2 auf dem Telefon liest. Sie werden nicht anrufen, redest du dir ein. Jeder Tag, ach was, jede Stunde ohne Rufzeichen ist ein kleiner Sieg.

So gehen die Wochen ins Land. Der Mensch gewöhnt sich an alles, und plötzlich bist du Veteran im Club der Frühchen. Kennst dich mit Abpumpen aus, bist nicht mehr fremd auf der Station, bewegst dich wie ein Stammgast in einem Hotel an der Adria. Tröstest die Neuankömmlinge und gibst anderen Hilfestellungen, die auch dir guttun. Jeder Tag ist ein Ritual. Zunahme des Gewichts bedeutet beste Stimmung, Stagnation heißt Ruhe bewahren und Abnahme läutet unruhige Stunden ein.

Männer sind Mangelware auf der Frühchenintensiv. Ist ja kein Fußballplatz hier. Obwohl hier gekämpft, verloren und gewonnen wird.

Nur Unentschieden ist kein adäquates Resultat für diesen Ort. Die Mütter in deinem Zimmer werden bald zu guten Freundinnen. Jedenfalls für den Moment.

Die feine Stefanie, die alles anders geplant hatte. Noch eine Tochter zum Sohn, dann eine schicke Altbauwohnung und viele Reisen. Sie wäre mitsamt der Tochter beinahe bei der Geburt verblutet. Ihr Leben hat sich verändert. Oder die rustikale Heike mit der rauchigen Stimme, die sich schon immer durchgekämpft hat und auch jetzt wieder stoisch ihren Weg geht. Sie füttert ihren Winzling mit einer Pipette und ermahnt ihren Lebensgefährten via Handy, die notwendigen Einkäufe zu erledigen und gefälligst öfters hier vorbeizusehen.

Und eines Tages wird auch jene Schwester lächeln, die sonst immer so ernst war. Deren Namen du nie behalten konntest und vor der du dich auch ein wenig gefürchtet hast. Dann ahnst du, es besteht eine reale Chance auf Normalität, auch wenn der Weg lang und steinig wird. Aber bis zum Schuleintritt kann alles aufgeholt sein, sagt der Chefarzt, ein Mann mit wenig Worten, einer schwer zu bändigenden Frisur und immenser Erfahrung. Er hat mit seinem Wissen, Mut und seinem fähigen Team schon einige Frühgeborene auf den Weg ins Leben geführt, obwohl der Hades bereits in Sichtweite war.

Als ich ihn beim Abschied frage, was ich denn nun für meinen Sohn am besten tun könnte, antwortet er: »Das Leben ist kostbar! Und alles wird irgendwann an seinem richtigen Platz sein und sich fügen. Geben Sie ihm einfach viel Liebe.« Das werde ich tun.

PROMINENTE

Nadine Angerer

Zehn Jahre habe ich bei der Nationalmannschaft auf der Ersatzbank gesessen. Silke Rottenberg war als Nummer eins im Tor gesetzt. Vor der Weltmeisterschaft 2007 habe ich mir geschworen: Entweder ich schaffe es dieses Jahr oder ich trete zurück. Ich habe immer wieder klargemacht, ich möchte unbedingt spielen. Als sich Silke Rottenberg dann das Kreuzband riss, war ich plötzlich wirklich an der Reihe. Schon in der Vorbereitung auf die WM und dann auch im Eröffnungsspiel gegen Argentinien stand ich zwischen den Pfosten. Nun musste ich mit dem Druck umgehen. Bereits Tage vorher habe ich die Anspannung gespürt und bin im Kopf die Spiele durchgegangen. Dann war es so weit – doch ich hatte ungewohnte Unsicherheiten im Spiel. Vielleicht hatte ich mir zu viele Gedanken gemacht? Ich nahm mir vor, es wie Beppo, der Straßenfeger aus ›Momo‹ anzugehen: Er kehrt immer Stück für Stück, hat niemals die ganze Straße im Blick. Also habe ich versucht, nicht zu weit zu denken und mich auf meine Intuition zu verlassen. Als ich im nächsten Spiel gleich die erste Ecke aus der Luft gefangen habe, gewann ich an Sicherheit. Im Finale gegen Brasilien konnte ich einen Elfmeter parieren. Wir wurden Weltmeister!

Friedrich Ani

Zwei Jahre lang – eigentlich waren es fast drei – trieb mich eine Figur um, die ich längst aus meinen Büchern verabschiedet hatte. Sie blieb aber da, verschattet im hintersten Winkel der Garderobe, in der meine Personen seit jeher auf ihren Auftritt warten. Diese Figur, Kommissar Süden, suchte in 14 Romanen nach Vermissten und Verschwundenen, bevor ich glaubte, das Genre verlassen zu müssen. Den Roman, den ich daraufhin zu schreiben begann, brach ich nach einiger Zeit ab, und ich erfand einen Mordermittler. Doch ich ahnte, dass dieser Süden mir auf Dauer fehlen würde, und wollte ihn unbedingt wieder ins Rampenlicht bringen. Als ich das Manuskript abgab, stieß es auf vollkommene Ablehnung. Eine Weile zweifelte ich an allem. Dann rief ich den Verleger an, der meine früheren Süden-Bücher herausgebracht hatte. Er las und war begeistert. Das Buch erschien und brachte mir mehr Glück als das meiste, was ich bisher geschrieben hatte. Ich hatte an meine Figur geglaubt, so wie diese an mich, und von dieser Erfahrung werde ich bis zu meinem letzten Satz zehren.

Ina Müller

Gerade als unser Duo Queen Bee am erfolgreichsten war, überfielen mich Panikattacken. Schon vor den Auftritten war ich schweißgebadet, auf der Bühne rechnete ich jeden Moment damit, meinen Text zu vergessen. Wir hatten ein Zeichen: Augenverdrehen hieß »Bloß keine zweite Zugabe, sonst sterbe ich!« Es wurde immer schlimmer, trotzdem wollte ich nicht aufhören. Pillen schlucken aber auch nicht. Als pharmazeutisch-technische Assistentin wusste ich, wie abhängig diese Dinger machen können. Der Versuch, bewusst zu entspannen, half mir kurzzeitig. Dennoch brach ich schließlich zusammen. Ich zog einen Schlussstrich unter Queen Bee. Zwei Monate später stand ich wieder auf der Bühne. Denn ich wusste: Wenn ich jetzt kneife, hat mich die Angst im Griff! Vor zwei Jahren platzte dann der Knoten. Plötzlich spürte ich wieder richtig Lust, auf die Bühne zu stürmen. Heute bin ich dankbar für diese Krise. Sie hat mich gestärkt. Ich genieße meine Auftritte. Wenn ich singe, mit dem Publikum flirte und mich diese spezielle Energie durchströmt – das ist wie ein Rausch!

Ulrich Tukur

Manchmal fährt man sehenden Auges gegen die Wand, kann die Bewegung einfach nicht mehr aufhalten. Zum Beispiel, als ich Ende der Siebzigerjahre mit meiner ersten Kapelle, der Floyd-Floodlight-Foyer-Band, einer wilden Truppe, für eine Freundin auf einer Feier spielen sollte, die der Vater ihres Verlobten gab. Der war ein wohlhabender Brauereibesitzer und hatte Geschäftsleute und den Bürgermeister geladen. Schnell war klar: Unser anarchischer Humor und diese Gäste – das wird ein Desaster. Wir haben versucht, das Ruder herzumzureißen, aber es wurde immer peinlicher. Unser Bassist wurde knallrot, der Geiger spielte mit dem Rücken zum Publikum, ich versank im Erdboden. Danach versteckten wir uns im Hotelzimmer. Nachts schloss sich unsere Freundin dann auch noch aus und schlief bei uns im Bett. Am nächsten Morgen stand ihr Verlobter in der Tür. Der Familienrat tagte. Die Verlobung wurde gelöst. Wir schlichen mit unseren Instrumenten davon. Nie habe ich mich wieder so geschämt. Und nie habe ich mehr gelacht. Mir wurde klar: Im Scheitern steckt viel Komik. Die Kunst ist, darüber lachen zu können.

Konstantin Wecker

Mit Krisen kenne ich mich aus. Nicht umsonst heißt meine Autobiografie ›Die Kunst des Scheiterns‹. Letztendlich haben mich meine Niederlagen viel weiter gebracht als meine Erfolge. Wenn man Rückschläge annimmt und die Schuld nicht auf andere verlagert, kann man auch aus schmerzhaften Zeiten etwas lernen. Meine schwerste Krise hat im Rückblick auch etwas Schönes. Sie hat mir die Chance gegeben, ein anderer zu werden. Als ich wegen Drogenbesitzes zwei Wochen in Untersuchungshaft saß, war ich am Boden. Ich war vollkommen allein – und konnte mir endlich selbst begegnen. Es gab viel, was mir leidtat. Jahrelang dachte ich, ich müsste immer gut gelaunt sein – ein wahnsinniger Stress. Heute nehme ich es an, wenn ich schwermütig bin. Und bin viel glücklicher. Es hat keinen Sinn, sich zu verstellen. Man muss nicht immer großartig sein. Wenn man authentisch ist, gefällt man auch anderen. Drogen brauche ich nicht mehr. Die Glücksgefühle, die ich heute habe, sind viel schöner. Sie überraschen mich in Momenten, in denen ich nicht viel nachdenke, sondern einfach nur da bin: beim Meditieren, in Augenblicken der Zärtlichkeit oder beim Lachen über mich selbst.